·执业药师资格考试通关系列·

中药学专业知识（二）
押题秘卷＋精解

执业药师资格考试命题研究组　编

全国百佳图书出版单位

中国中医药出版社

·北 京·

图书在版编目（CIP）数据

中药学专业知识(二)押题秘卷＋精解/执业药师资格考试命题研究组编. —北京：中国中医药出版社,2021.3

执业药师资格考试通关系列

ISBN 978－7－5132－6526－3

Ⅰ.①中…　Ⅱ.①执…　Ⅲ.①中药学－资格考试－题解　Ⅳ.①R28－44

中国版本图书馆 CIP 数据核字（2020）第 223625 号

中国中医药出版社出版

北京经济技术开发区科创十三街 31 号院二区 8 号楼

邮政编码　100176

传真　010－64405721

山东临沂新华印刷物流集团有限责任公司印刷

各地新华书店经销

开本 787×1092　1/16　印张 6.75　字数 195 千字

2021 年 3 月第 1 版　2021 年 3 月第 1 次印刷

书号　ISBN 978－7－5132－6526－3

定价　49.00 元

网址　www.cptcm.com

答 疑 热 线　010－86464504

购 书 热 线　010－89535836

维 权 打 假　010－64405753

微信服务号　zgzyycbs

微商城网址　https：//kdt.im/LIdUGr

官 方 微 博　http：//e.weibo.com/cptcm

天猫旗舰店网址　https：//zgzyycbs.tmall.com

如有印装质量问题请与本社出版部联系(010－64405510)

使用说明

　　为进一步贯彻人力资源和社会保障部、国家药品监督管理局关于执业药师资格考试的有关精神，配合新版考试大纲的实施，满足广大考生学习、备考和能力提升的需求，顺利通过国家执业药师资格考试，我们组织高等医药及中医药院校相关学科的优秀教师团队，依据国家执业药师资格认证中心最新考试大纲（第八版）编写了《执业药师资格考试通关系列》丛书。

　　本书含 6 套标准试卷，紧扣最新版考试大纲，科学反映医药学科发展，根据历年真卷筛选重要考点，严格测算考点分布，结合考情变化精选试题，设计试卷，力求让考生感受到最真实的执业药师资格考试命题环境，使考生在备考时和临考前能够全面了解自身对知识的掌握情况，做到查缺补漏、有的放矢。在本书最后，对部分相对较难的考题附有解析，方便考生对照复习。通过 6 套试卷的练习，考生可熟悉考试形式、掌握考试节奏、适应考试题量、巩固薄弱环节，确保顺利通过考试。

目　　录

执业药师资格考试

中药学专业知识（二）
押题秘卷（一）

考生姓名：＿＿＿＿＿＿＿＿＿

准考证号：＿＿＿＿＿＿＿＿＿

工作单位：＿＿＿＿＿＿＿＿＿

一、最佳选择题

答题说明

共40题,每题1分。每题的备选项中,只有1个最符合题意。

1. 散风解表,透疹止痒,止血的药是

A. 薄荷

B. 西河柳

C. 荆芥

D. 苍耳子

E. 牛蒡子

2. 泻火除烦,清热利尿,凉血解毒,消肿止痛的药是

A. 蒲黄

B. 栀子

C. 芦根

D. 知母

E. 小蓟

3. 大黄不能主治的病证是

A. 胸胁停饮

B. 水火烫伤

C. 湿热黄疸

D. 跌打损伤

E. 湿热泻痢初起

4. 某男,47岁。风湿痹痛伴筋脉拘挛、吐泻转筋,最宜选用的药物是

A. 木瓜

B. 防己

C. 豨莶草

D. 秦艽

E. 伸筋草

5. 功效为化湿解暑的药为

A. 苍术

B. 佩兰

C. 砂仁

D. 白豆蔻

E. 草豆蔻

6. 善治石淋与肝胆结石的药是

A. 茵陈

B. 萹蓄

C. 瞿麦

D. 灯心草

E. 金钱草

7. 长于益阳消阴、缓补肾阳与引火归原的药是

A. 干姜

B. 肉桂

C. 丁香

D. 花椒

E. 高良姜

8. 内服琥珀的方法是

A. 捣汁服

B. 烊化服

C. 水煎服

D. 熬膏服

E. 研末服

9. 某男,63岁。腰膝酸冷,肢体浮肿,小便不利,喘咳,证属肾阳不足。应首选的中成药是

A. 香砂六君丸

B. 六味地黄丸

C. 桂附地黄丸

D. 补中益气丸

E. 知柏地黄丸

10. 某女,32岁。发热、微恶风寒、咳嗽、痰黄、头痛、口渴,证属风温肺热,卫气同病。应首选的中成药是

A. 感冒清热颗粒

B. 双清口服液

C. 葛根芩连丸

D. 正柴胡饮颗粒

E. 防风通圣丸

11. 某男,45岁。泄泻腹痛,便黄而黏,肛门灼热,证属湿热蕴结证。医师处方葛根芩连丸,因其功能为

A. 解表化湿,理气和中

B. 解表通里,清热解毒

C. 解肌透表,清热解毒,利湿止泻

D. 疏风解表,散寒除湿

E. 疏透表邪,清热解毒

12. 能治肺虚久嗽、久咳失音的是

A. 覆盆子

B. 五味子

C. 莲子肉

D. 诃子

E. 麻黄根

13. 某男,26 岁。发热恶风、头痛头晕、咳嗽、胸闷、咽喉肿痛,诊断为流行性感冒。应首选的中成药是

A. 正柴胡饮颗粒

B. 羚羊感冒胶囊

C. 连花清瘟胶囊

D. 银翘解毒片

E. 桑菊感冒片

14. 善治烫伤及毒蛇咬伤的活血祛瘀药是

A. 五灵脂

B. 虎杖

C. 牛膝

D. 自然铜

E. 姜黄

15. 某男,6 岁。腹胀便泻、面黄肌瘦、食少倦怠、小便短少。医师治法为健脾养胃,消食止泻。应选择的中成药为

A. 小儿泻速停颗粒

B. 健脾康儿片

C. 龙牡壮骨颗粒

D. 小儿消食片

E. 止泻灵颗粒

16. 朱砂安神丸的功能是清心养血和

A. 镇惊安神

B. 宁心安神

C. 益气安神

D. 养血安神

E. 补心安神

17. 某男,61 岁。肢体关节疼痛,关节屈伸不利、麻木拘挛,证属风寒湿邪痹阻、痰瘀阻络。应选择的中成药是

A. 小活络丸

B. 木瓜丸

C. 风湿骨痛丸

D. 四妙丸

E. 天麻丸

18. 急支糖浆的功能是

A. 清肺止咳,化痰通便

B. 清热化痰,宣肺止咳

C. 清热化痰,敛肺止咳

D. 养阴润燥,清肺利咽

E. 化痰止咳,宽中下气

19. 八宝眼药散除退翳明目外又能

A. 泻火明目

B. 消肿止痛

C. 清热散风

D. 明目止痛

E. 清热止痒

20. 石决明的功效是

A. 平肝潜阳,镇惊安神,软坚散结,收敛固涩,制酸止痛

B. 平肝潜阳,重镇降逆,凉血止血

C. 平肝,疏肝,祛风明目,散风止痒

D. 平肝清热,降血压,利水

E. 平肝潜阳,清肝明目

21. 某男,21 岁。咽喉肿痛、口咽干燥、腮部肿胀,证属肺胃热盛。应首选的中成药是

A. 表实感冒颗粒

B. 小柴胡颗粒

C. 感冒清热颗粒

D. 板蓝根颗粒

E. 正柴胡饮颗粒

22. 某女,32 岁。发热面赤、烦躁口渴、咽喉肿痛,证属热毒壅盛。应首选的中成药是

A. 导赤丸

B. 芩连片

C. 新雪颗粒

D. 清胃黄连丸

E. 清热解毒口服液

23. 连翘败毒丸的功能是

A. 清热解毒,活血祛瘀

B. 清热解毒,消肿止痛

C. 解毒,祛腐,生肌

D. 化腐生肌,解毒止痛

E. 拔毒生肌

24. 活血止痛宜生用,化瘀止血宜炒用的药是

A. 郁金

B. 五灵脂

C. 延胡索

D. 没药

E. 血竭

25. 涌吐痰饮,截疟的药是

A. 常山

B. 瓜蒂

C. 藜芦

D. 雄黄

E. 轻粉

26. 某男,28 岁。脾胃虚弱,消化不良,腹胀便溏。医师治法为健脾和胃。应首选的中成药为

A. 防风通圣丸

B. 导赤丸

C. 葛根芩连丸

D. 启脾丸

E. 小儿健胃糖浆

27. 麦芽的功效是

A. 消食和中,回乳,疏肝

B. 消食除胀,降气化痰

C. 运脾消食,固精止遗,化坚消石

D. 消食和胃

E. 消食和中,健脾开胃

28. 既养血舒筋,祛风除湿,又补益肝肾的中成药是

A. 颈复康颗粒

B. 天麻丸

C. 舒筋活血片

D. 活血止痛散

E. 独活寄生合剂

29. 功效为杀虫,清热解毒,止血的药是

A. 使君子

B. 槟榔

C. 苦楝皮

D. 贯众

E. 雷丸

30. 功效为开窍醒神,清热止痛的药是

A. 麝香

B. 冰片

C. 石菖蒲

D. 苏合香

E. 安息香

31. 某男,41 岁。做饭时被火轻度烫伤,创面溃烂,肿痛,应首选的中成药是

A. 京万红软膏

B. 当归苦参丸

C. 拔毒生肌散

D. 紫草膏

E. 生肌玉红膏

32. 某男,31 岁。脘腹胀满,嗳腐吞酸,不欲饮食,证属食积停滞。应首选的中成药是

A. 保和丸

B. 枳实导滞丸

C. 血府逐瘀口服液

D. 六味安消散

E. 抗栓再造丸

33. 某女,32 岁。月经不调,痛经,心烦,心悸怔忡,失眠。医师治法为活血祛瘀,通经止痛,清心除烦。宜选用的药是

A. 丹参

B. 虎杖

C. 陈皮

D. 青皮

E. 五灵脂

34. 某男,64 岁。腰膝痿弱、筋骨无力,肠燥便秘,证属精血亏虚。首选

A. 淫羊藿

B. 肉苁蓉

C. 巴戟天

D. 益智仁

E. 补骨脂

35. 下列关于参芪降糖胶囊说法错误的是

A. 主治气阴两虚所致的消渴病

B. 孕妇禁用

C. 阴阳两虚消渴者慎用

D. 邪盛实热者慎用

E. 服用本品时禁止加服磺酰脲类抗糖尿病药物

36. 天麻钩藤颗粒的功能是

A. 平肝息风,清热安神

B. 平肝潜阳,醒脑安神

C. 平肝潜阳,镇心安神

D. 理气解郁,宽中除满

E. 清热解表,散风止痛

37. 八正合剂的君药为车前子和

A. 滑石

B. 栀子

C. 大黄

D. 木香

E. 川木通

38. 外用解毒杀虫止痒,内服补火助阳通便的药是

A. 硫黄

B. 白矾

C. 蛇床子

D. 露蜂房

E. 铅丹

39. 某男,58 岁。足膝红肿、筋骨疼痛,证属湿热下注所致的痹证。应选用的中成药是

A. 壮腰健肾丸

B. 四妙丸

C. 尪痹颗粒

D. 保和丸

E. 木瓜丸

40. 某女,23 岁。月经不调,经水量少,淋漓不净,证属血瘀。应首选的中成药是

A. 妇科十味片

B. 七制香附丸

C. 益母草颗粒

D. 安坤颗粒

E. 八珍益母丸

二、配伍选择题

答题说明

共60题,每题1分。题目分为若干组,每组题目对应同一组备选项,备选项可重复选用,也可不选用。每题只有1个备选项最符合题意。

[41~43]

A. 息风止痉

B. 活血消肿

C. 疏散风热

D. 利尿通淋

E. 凉血止痢

41. 牛黄除清热解毒外,又能

42. 鱼腥草除清热解毒外,又能

43. 白头翁除清热解毒外,又能

[44~45]

A. 利水

B. 止痉

C. 升阳

D. 解毒

E. 清肺

44. 蝉蜕除疏散风热外,又能

45. 浮萍除发汗解表外,又能

[46~47]

A. 清热解毒

B. 疏风散寒

C. 宣肺止咳

D. 解热止痛

E. 益气固表

46. 某男,25 岁。头痛发热,恶寒身痛,鼻流清涕,咳嗽咽干,证属风寒感冒。医师处方感冒清热颗粒。因其除解表清热外,还可

47. 某女。发热、咳嗽、咽痛,证属风热感冒。医师处方双黄连合剂。因其除疏风解表外,还可

[48~49]

A. 通宣理肺丸

B. 急支糖浆

C. 蛇胆川贝散

D. 人参保肺丸

E. 苏子降气丸

48. 某男,61 岁。发热、恶寒、咳嗽、鼻塞流涕、头痛、无汗、肢体酸痛,证属风寒束表、肺气不宣。宜选用的中成药为

49. 某女,51 岁。咳嗽,痰多,证属肺热。宜选用的中成药为

[50~52]

A. 枳实

B. 佛手

C. 薤白

D. 枳壳

E. 柿蒂

C. 地榆配槐角

D. 白及配海螵蛸

E. 郁金配石菖蒲

50. 既行气导滞,又通阳散结的药是

51. 既破气消积,又化痰除痞的药是

52. 既理气宽中,又行滞消胀的药是

61. 治十二指肠溃疡之吐血宜选用

62. 血瘀胸胁心腹诸痛宜选用

[53~55]

A. 祛暑利湿,补气生津

B. 祛暑除湿,和中消食

C. 祛风解表,化湿和中

D. 解表化湿,理气和中

E. 芳香化湿,清热解毒

[63~64]

A. 芫花

B. 牵牛子

C. 京大戟

D. 郁李仁

E. 番泻叶

53. 清暑益气丸的功能是

54. 午时茶颗粒的功能是

55. 藿香正气水的功能是

63. 性寒,既泄热通便,又消积健胃的药是

64. 性寒,既泻水逐饮,又消肿散结的药是

[56~58]

A. 鹭鸶咯丸

B. 清宣止咳颗粒

C. 儿童清肺丸

D. 小儿咳喘灵颗粒

E. 小儿消积止咳口服液

[65~66]

A. 清热滑痰

B. 消痰软坚,利水消肿

C. 降气祛痰,宣散风热

D. 燥湿化痰,祛风止痉,解毒散结

E. 降气祛痰止咳

56. 功专疏风清热,宣肺止咳的中成药是

57. 功专宣肺化痰止咳的中成药是

58. 功专清肺解表,化痰止嗽的中成药是

65. 海藻的功效是

66. 竹沥的功效是

[59~60]

A. 滋肾平肝

B. 活血祛风,清热解毒,宣肺通窍

C. 清热滋阴,祛痰利咽

D. 芳香化浊,清热通窍

E. 清热解毒,消肿止痛

[67~68]

A. 通便宁片

B. 当归龙荟丸

C. 通便灵胶囊

D. 麻仁胶囊

E. 增液口服液

59. 某男,31 岁。鼻塞、流浊涕、前额头痛,证属湿热内蕴、胆经郁火。医师处方藿胆丸。因其功能是

60. 某男,68 岁。耳鸣耳聋、头晕目眩。医师处方耳聋左慈丸,因其功能是

67. 某男,32 岁。大便秘结、腹痛拒按、腹胀纳呆、口干苦、小便短赤、舌红苔黄、脉弦滑数,证属肠胃实热积滞。应首选的中成药是

68. 某女,26 岁。心烦不宁、头晕目眩、耳鸣耳聋、胁肋疼痛、脘腹胀痛、大便秘结,证属肝胆火旺。应首选的中成药是

[61~62]

A. 艾叶配阿胶

B. 蒲黄配五灵脂

[69~70]

A. 刺五加

B. 人参

C. 黄芪

D. 太子参

E. 白扁豆

69. 功效为补气升阳,益卫固表,托毒生肌,利水消肿的药是

70. 功效为补气健脾,益肾强腰,养心安神,活血通络的药是

[71~73]

A. 乳痈

B. 粉刺

C. 白疕

D. 丹毒

E. 瘰疬

71. 消银颗粒适用于

72. 当归苦参丸适用于

73. 牛黄醒消丸适用于

[74~76]

A. 利湿退黄

B. 分清化浊

C. 清热利水

D. 利湿行水

E. 行血化滞

74. 五苓散除温阳化气外,又能

75. 排石颗粒除通淋排石外,又能

76. 萆薢分清丸除温肾利湿外,又能

[77~78]

A. 乌梅

B. 椿皮

C. 赤石脂

D. 山茱萸

E. 桑螵蛸

77. 功效为补益肝肾,收敛固脱的药是

78. 功效为清热燥湿,涩肠,止血,止带,杀虫的药是

[79~81]

A. 清热解毒

B. 清热解毒,泻火通便

C. 清热化湿,行气止痛

D. 清热泻火,散风止痛

E. 清热解毒,散瘀止痛

79. 香连丸的功能是

80. 新雪颗粒的功能是

81. 牛黄上清丸的功能是

[82~83]

A. 香砂养胃颗粒

B. 理中丸

C. 九气拈痛丸

D. 小建中合剂

E. 良附丸

82. 某男,61岁。脘腹疼痛,喜温喜按,嘈杂吞酸,食少,证属脾胃虚寒。应首选的中成药是

83. 某男,46岁。脘痛吐酸,胸腹胀满,证属寒凝气滞。应首选的中成药是

[84~86]

A. 金银花

B. 连翘

C. 牛蒡子

D. 蒲公英

E. 大青叶

84. 主治温病热入血分的药是

85. 主治湿热黄疸,热淋涩痛的药是

86. 主治痈肿疮毒,乳痈,肺痈,瘰疬痰核的药是

[87~89]

A. 热病,邪入心包证

B. 热入心包,热动肝风证

C. 暑湿感冒证

D. 热入心包,热盛动风证

E. 外感风热时毒证

87. 安宫牛黄丸的主治是

88. 局方至宝散的主治是

89. 紫雪散的主治是

[90~92]

A. 产复康颗粒

B. 下乳涌泉散

C. 大黄蟅虫丸

D. 妇科十味片

E. 通乳颗粒

90. 某女,36 岁。症见腹部肿块、肌肤甲错、面色暗黑、潮热羸瘦、经闭不行,治当活血破瘀,通经消癥,应首选的中成药是

91. 某女,42 岁。症见行经后错,经水量少、有血块,行经小腹疼痛,血块排出痛减,经前双乳胀痛、烦躁,食欲不振,治当养血舒肝,调经止痛,应首选的中成药是

92. 某女,31 岁。产后乳汁不行,乳房胀硬作痛、胸闷胁胀,治当舒肝养血,通乳,应首选的中成药是

[93 ~ 95]
　A. 泻肺平喘
　B. 止咳平喘
　C. 降逆止呕
　D. 润肺下气
　E. 清肠疗痔

93. 苦杏仁除润肠通便外,又能
94. 紫苏子除润肠通便外,又能
95. 葶苈子除利水消肿外,又能

[96 ~ 98]
　A. 木瓜
　B. 秦艽
　C. 桑枝
　D. 络石藤
　E. 臭梧桐

96. 性平,既祛风通络,又利水的药是
97. 性微寒,既祛风湿,又利湿退黄的药是
98. 性微寒,既祛风通络,又凉血消肿的药是

[99 ~ 100]
　A. 化瘀消肿
　B. 接骨续筋
　C. 解毒消肿
　D. 舒筋活络
　E. 消肿止痛

99. 接骨丸除活血散瘀外,还能
100. 舒筋活血片除化瘀止血外,还能

三、综合分析选择题

答题说明

共 10 题,每题 1 分。题目分为若干组,每组题目基于同一个临床情景、病例、实例或者案例的背景信息逐题展开。每题的备选项中,只有 1 个最符合题意。

[101 ~ 102]
　某男,6 岁。腹痛绕脐,多食善饥,面黄肌瘦,大便曾排出蛔虫。建议选用使君子。

101. 使君子具有的功效是
　A. 杀虫、消积
　B. 杀虫、解毒
　C. 杀虫、疗癣
　D. 杀虫、止血
　E. 杀虫、行气

102. 使君子的内服剂量,小儿每岁每天口服
　A. 5 ~ 15 粒
　B. 1 ~ 1.5 粒
　C. 3 ~ 9 粒
　D. 25 ~ 30 粒
　E. 15 ~ 25 粒

[103 ~ 106]
　某男,45 岁。消渴病史 2 年,症见头晕耳鸣、腰膝酸软、骨蒸潮热、盗汗遗精。医师以六味地黄丸为治。

103. 医师处以六味地黄丸是因其主治证是
　A. 肾阴亏损
　B. 精血不足
　C. 气血两虚
　D. 阴虚火旺
　E. 肺肾阴亏

104. 六味地黄丸全方配伍三补三泻,其中能清泻肝火退虚热的药是
　A. 熟地黄
　B. 泽泻
　C. 牡丹皮
　D. 山药

E. 茯苓

105. 患者服上药后,症情稳定。2个月后,患者又来就诊,症见潮热盗汗、咽干咳血、眩晕耳鸣、腰膝酸软。宜选用的成药是

A. 河车大造丸

B. 知柏地黄丸

C. 十全大补丸

D. 麦味地黄丸

E. 玉泉丸

106. 2年后,患者再来就诊。症见眩晕耳鸣、羞明畏光、迎风流泪、视物昏花。宜选用的成药是

A. 左归丸

B. 右归丸

C. 杞菊地黄丸

D. 大补阴丸

E. 青娥丸

[107～110]

某女,35岁。胃纳不佳,食少便溏,证属脾胃气虚。医师处方为党参、白术、茯苓、大枣、生姜、甘草。

107. 医师选用党参,是因为其功效为

A. 补中益气,生津养血

B. 补气养阴,清热生津

C. 补气健脾,燥湿利水,止汗,安胎

D. 益气养阴,补脾肺肾,固精止带

E. 补气健脾,益肾强腰,养心安神,活血通络

108. 处方中功效为利水渗湿,健脾,安神的药是

A. 茯苓

B. 白术

C. 大枣

D. 生姜

E. 甘草

109. 处方中用于调和诸药的是

A. 白术

B. 党参

C. 甘草

D. 生姜

E. 大枣

110. 因患者出差需要,要求改用中成药,首选的中成药是

A. 四物合剂

B. 六味地黄丸

C. 薯蓣丸

D. 四君子丸

E. 右归丸

四、多项选择题

答题说明

共10题,每题1分。每题的备选项中,有2个或2个以上符合题意,错选、少选均不得分。

111. 僵蚕不具有的功效有

A. 息风止痉

B. 消肿止痒

C. 祛风止痛

D. 平喘利尿

E. 化痰散结

112. 地龙的主治病证包括

A. 高热神昏狂躁

B. 疮疡肿毒

C. 破伤风

D. 半身不遂

E. 急惊风

113. 郁金主治病证有

A. 癥瘕痞块

B. 癫痫发狂

C. 妇女倒经

D. 胁肋胀痛

E. 湿热黄疸

114. 四神丸的主治有

A. 肠鸣腹胀

B. 五更泄泻

C. 食少不化

D. 久泻不止

E. 面黄肢冷

115. 人参归脾丸的主治证候包括

A. 便血

B. 崩漏

C. 带下

D. 心悸

E. 病后虚弱

116. 石斛的功效为

A. 明目

B. 化瘀止痛

C. 润肺止咳

D. 养胃生津

E. 强腰

117. 不入煎剂的安神药有

A. 琥珀

B. 龙骨

C. 朱砂

D. 磁石

E. 酸枣仁

118. 四物合剂的配伍特点是

A. 补中兼行

B. 气旺血生

C. 补血不滞血

D. 行血不动血

E. 补中兼升

119. 天王补心丸主治

A. 心阴不足

B. 心悸健忘

C. 失眠多梦

D. 大便干燥

E. 头晕目眩

120. 润肠通便的药有

A. 麦冬

B. 玉竹

C. 天冬

D. 百合

E. 黄精

执业药师资格考试

中药学专业知识（二）
押题秘卷（二）

考生姓名：＿＿＿＿＿＿＿

准考证号：＿＿＿＿＿＿＿

工作单位：＿＿＿＿＿＿＿

一、最佳选择题

答题说明

共40题,每题1分。每题的备选项中,只有1个最符合题意。

1. 生姜和肉豆蔻均有的功效是
   A. 涩肠
   B. 发表
   C. 温中
   D. 止咳
   E. 止汗

2. 石膏的主治病证不包括
   A. 肺热咳喘
   B. 口舌生疮
   C. 温病气分证高热
   D. 阴虚燥咳
   E. 牙龈肿痛

3. 威灵仙不具有的功效是
   A. 祛风湿
   B. 通经络
   C. 补肝肾
   D. 消痰水
   E. 治骨鲠

4. 苍术的性味是
   A. 辛、苦,温
   B. 辛、甘,温
   C. 苦、甘,温
   D. 辛、甘,寒
   E. 辛、苦,寒

5. 厚朴的主治病证是
   A. 小便不利
   B. 痈疽疮毒
   C. 咳喘痰多
   D. 跌打损伤
   E. 崩漏

6. 车前子不具有的功效是
   A. 健脾止泻
   B. 渗湿止泻
   C. 清肝明目
   D. 利水通淋
   E. 清肺化痰

7. 某男,63岁。四肢关节肿大疼痛,遇寒痛甚,得温则缓,证属寒湿痹痛。应选用的药物是
   A. 附子
   B. 干姜
   C. 高良姜
   D. 细辛
   E. 吴茱萸

8. 某女,43岁。烦躁不安,心悸失眠。医师处方中有朱砂,为增强重镇安神作用,常配伍
   A. 龙骨
   B. 琥珀
   C. 磁石
   D. 远志
   E. 夜交藤

9. 某男,27岁。发热头痛、腹痛腹泻、恶心呕吐、肠胃不适,证属暑湿感冒。应首选的中成药是
   A. 参苏丸
   B. 九味羌活丸
   C. 午时茶颗粒
   D. 藿香正气水
   E. 保济丸

10. 某男,36岁。大便干结难下、腹部胀满不舒,证属肠热津亏。医师处方麻仁胶囊,处方中使用炒枳实的用意是
    A. 通便泄热
    B. 降气润肠通便
    C. 破气消积除痞
    D. 行气消积除满
    E. 缓急止痛

11. 某男,23岁。身热烦躁、目赤口疮、咽喉及牙龈肿痛、大便秘结,证属火毒血热。应首选的中成药是
    A. 龙胆泻肝丸
    B. 黄连上清片
    C. 黛蛤散
    D. 一清颗粒
    E. 牛黄解毒丸

12. 某男,8岁。蛔厥腹痛,应选用的药物是

A. 五味子

B. 椿皮

C. 乌梅

D. 桑螵蛸

E. 金樱子

A. 白芍

B. 生姜

C. 桂枝

D. 大枣

E. 甘草

13. 下列中成药中孕妇禁用,驾驶员及高空作业者尤其慎用的是

A. 甘露消毒丸

B. 六一散

C. 清暑益气丸

D. 十滴水

E. 桑菊感冒片

14. 莪术除破血行气外,又能

A. 凉血清心

B. 化瘀止血

C. 下乳消肿

D. 消积止痛

E. 消肿生肌

15. 糖尿病患儿忌用的药是

A. 小儿咳喘灵颗粒

B. 清宣止咳颗粒

C. 解肌宁嗽丸

D. 鹭鸶咯丸

E. 儿童清肺丸

16. 某男,39 岁。心悸健忘,失眠多梦,大便干燥,证属心阴不足。医师处方天王补心丸,下列关于其使用注意中,错误的是

A. 不宜饮用浓茶、咖啡

B. 肝肾功能不全者禁用

C. 脾胃虚寒者慎用

D. 过量易导致汞中毒

E. 可与碘化物同用

17. 橘红丸适用于

A. 燥咳少痰,质黏难出

B. 咳嗽痰多,色黄黏稠

C. 咳嗽痰黄,咽喉肿痛

D. 发热恶寒,咳喘气急

E. 阴虚劳嗽,咳痰带血

18. 某女,24 岁。头痛发热、汗出恶风、鼻塞干呕,证属感冒风寒表虚证。医师处方桂枝合剂,其君药是

19. 某男,63 岁。目涩畏光、视物模糊、迎风流泪。医师处方明目地黄丸,因其功能除明目外,又能

A. 补气养血

B. 滋肾养肝

C. 滋阴益气

D. 健脾补肾

E. 补肾温阳

20. 既能息风止痉,又能祛风通络的药是

A. 羚羊角

B. 天麻

C. 钩藤

D. 蒺藜

E. 地龙

21. 某男,35 岁。痰多上气,证属风热咳嗽。医师处方川贝止咳露。因其除了化痰止咳功能外,还具有的功能是

A. 清肺利咽

B. 养阴润燥

C. 清肺润燥

D. 化痰通便

E. 解表散寒

22. 某男,29 岁。发热、恶寒、肌肉酸痛、鼻塞流涕、咳嗽、头痛、咽干咽痛、舌偏红、苔黄,证属流行性感冒热毒袭肺证。应首选的中成药是

A. 感冒清热颗粒

B. 参苏丸

C. 连花清瘟胶囊

D. 正柴胡饮颗粒

E. 防风通圣丸

23. 某男,41 岁。颈生瘰疬,未溃,证属脾肾阳虚,痰瘀互结。宜选用的中成药是

A. 京万红软膏

B. 内消瘰疬丸

C. 小金丸

D. 阳和解凝膏

E. 地榆槐角丸

24. 延胡索的功效是
    A. 疏肝理气止痛
    B. 活血止血止痛
    C. 温里散寒止痛
    D. 活血行气止痛
    E. 祛风通络止痛

25. 瓜蒂内服涌吐热痰、宿食,外用研末吹鼻能
    A. 截疟
    B. 杀虫疗癣
    C. 燥湿止痒
    D. 引去湿热
    E. 攻毒杀虫

26. 某男,63 岁。自汗恶风、面色白,证属表虚不固。医师处方玉屏风胶囊,其组成药物中含有
    A. 益智仁、乌药
    B. 黄芪、党参
    C. 沙苑子、芡实
    D. 黄芪、白术
    E. 防风、山药

27. 某男,9 岁。因贪食肉类致腹痛腹胀,厌食,宜首选的药物是
    A. 莱菔子
    B. 山楂
    C. 稻芽
    D. 鸡内金
    E. 麦芽

28. 某男,32 岁。发热、身倦、口渴、泄泻、小便黄少,证属暑湿。医师处方六一散,因其功能是
    A. 清热解毒
    B. 清暑利湿
    C. 芳香化湿
    D. 辟瘟解毒
    E. 和中消食

29. 苦楝皮的主治病证是
    A. 小便不利
    B. 痈疽疮毒
    C. 头癣疥疮
    D. 跌打损伤
    E. 崩漏

30. 石菖蒲除能开窍宁神,又能
    A. 化痰散结

    B. 化湿和胃
    C. 祛风止痛
    D. 清热止痛
    E. 息风止痉

31. 马应龙麝香痔疮膏除能清热燥湿,活血消肿外,又能
    A. 健脾利湿
    B. 补益气血
    C. 祛腐生肌
    D. 温经散寒
    E. 温阳化湿

32. 下列除哪项外,均是痛风定胶囊的功能
    A. 清热
    B. 滋阴补肾
    C. 祛湿
    D. 活血通络
    E. 定痛

33. 善治血瘀与食积重症的药是
    A. 牛膝
    B. 延胡索
    C. 莪术
    D. 丹参
    E. 月季花

34. 性温,既补肝肾,又祛风湿的药是
    A. 续断
    B. 狗脊
    C. 骨碎补
    D. 桑寄生
    E. 雷公藤

35. 青娥丸的功能是
    A. 温补气血
    B. 滋阴补肾
    C. 养阴生津
    D. 补肾强腰
    E. 健脾益气

36. 某女,30 岁。头痛发热,恶寒身痛,鼻流清涕,咳嗽咽干,证属风寒感冒。应选用的中成药是
    A. 羚羊感冒片
    B. 双黄连颗粒
    C. 银翘解毒颗粒
    D. 桑菊感冒片

E.感冒清热颗粒

37.导赤丸的佐使药是

  A.滑石、天花粉

  B.黄连、黄芩

  C.连翘、木通

  D.大黄、玄参

  E.栀子、赤芍

38.土荆皮的功效除杀虫疗癣外,还有

  A.滋阴

  B.止咳

  C.止痛

  D.止血

  E.止痒

39.某男,40岁。脘腹冷痛、呕吐泄泻、手足不温,证属脾胃虚寒。医师处方为附子理中丸,因其功

能是

  A.温中健脾

  B.温中补虚

  C.温中散寒

  D.温胃理气

  E.温中和胃

40.某女,33岁。身体瘦弱,腰膝酸软,月经不调,带下,证属气血两虚。医师处方乌鸡白凤丸,因其功能为

  A.舒肝理气,养血调经

  B.养血舒肝,调经止痛

  C.益气养血,活血调经

  D.补气养血,调经止带

  E.理气活血,止痛

二、配伍选择题

答题说明

  共60题,每题1分。题目分为若干组,每组题目对应同一组备选项,备选项可重复选用,也可不选用。每题只有1个备选项最符合题意。

[41~43]

  A.湿热泻痢初起

  B.湿热泻痢腹痛,里急后重

  C.湿热黄疸

  D.痰火互结之结胸证

  E.热病初起,虚烦不眠

41.黄连配木香宜用于

42.黄连配半夏、瓜蒌宜用于

43.栀子配茵陈宜用于

[44~45]

  A.薄荷

  B.辛夷

  C.葛根

  D.蔓荆子

  E.柴胡

44.为肝胆经之主药的是

45.风寒感冒兼头痛鼻塞最宜的是

[46~47]

  A.二陈丸

  B.礞石滚痰丸

  C.清气化痰丸

  D.橘贝半夏颗粒

  E.复方鲜竹沥液

46.某女,34岁。咳嗽痰多,胸脘胀闷,恶心呕吐,证属痰湿停滞。应首选的中成药是

47.某女,25岁。咳嗽痰多,胸闷气急,证属痰气阻肺。应首选的中成药是

[48~50]

  A.益气养阴,健脾补肾

  B.祛风除湿,通络止痛,补益肝肾

  C.固肾涩精

  D.温肾散寒,涩肠止泻

  E.补肾缩尿

48.缩泉丸的功能是

49.金锁固精丸的功能是

50.参芪降糖胶囊的功能是

[51~52]

  A.木香

B. 佛手

C. 陈皮

D. 化橘红

E. 橘红

51. 能行气宽中、燥湿化痰、发表的药是

52. 能理气宽中、燥湿化痰、消食的药是

[53～55]

　A. 补肾益精

　B. 温补肾阳

　C. 滋肾补阴

　D. 滋阴降火

　E. 补肾益肺

53. 左归丸的功能是

54. 大补阴丸的功能是

55. 知柏地黄丸的功效是

[56～58]

　A. 清热解毒，泻火利咽

　B. 清热利咽，解毒止痛

　C. 解表清热，宣肺化痰

　D. 清热解毒，活血消肿

　E. 健脾益气，渗湿止泻

56. 小儿热速清口服液的功能是

57. 儿感清口服液的功能是

58. 小儿化毒散的功能是

[59～60]

　A. 耳聋左慈丸

　B. 明目地黄丸

　C. 耳聋丸

　D. 连翘败毒丸

　E. 牛黄醒消丸

59. 某男，68岁。头晕头痛、耳聋耳鸣、耳内流脓，证属肝胆湿热，治当清肝泻火，利湿通窍，应首选的中成药是

60. 某女，59岁。耳鸣耳聋、头晕目眩，治当滋肾平肝，证属肝肾阴虚，应首选的中成药是

[61～62]

　A. 赤芍

B. 紫草

C. 红花

D. 紫珠叶

E. 马齿苋

61. 既凉血活血，又解毒透疹的药是

62. 既收敛凉血止血，又散瘀解毒消肿的药是

[63～64]

　A. 地榆

　B. 侧柏叶

　C. 茜草

　D. 三七

　E. 白及

63. 功效为凉血止血，祛痰止咳的药是

64. 功效为收敛止血，消肿生肌的药是

[65～66]

　A. 乳痈肿痛，肺痈，肠痈

　B. 毒蛇咬伤

　C. 瘰疬，疮肿，乳痈，肺痈

　D. 中风痰壅，口眼㖞斜

　E. 惊痫癫狂

65. 瓜蒌除治疗肺热咳嗽外，又能治疗

66. 川贝母除治疗肺热咳嗽外，又能治疗

[67～68]

　A. 益气健脾

　B. 滋肾养肝

　C. 滋肾养肺

　D. 益肺气

　E. 升阳举陷

67. 补中益气丸除补中益气外，又能

68. 参苓白术散除补脾胃外，又能

[69～70]

　A. 补肝肾，行血脉，续筋骨

　B. 补肝肾，强筋骨，安胎

　C. 补肾阳，强筋骨，祛风湿

　D. 补肾阳，益精血，润肠通便

　E. 补肾，活血，止痛，续伤

69. 续断具有的功效是

70. 巴戟天具有的功效是

[71~73]
A. 火麻仁
B. 郁李仁
C. 广藿香
D. 稻芽
E. 厚朴

71. 功效为润肠通便,利水消肿的药物是
72. 功效为化湿止呕,发表解暑的药物是
73. 功效为消食和中,健脾开胃的药物是

[74~76]
A. 益气健脾
B. 健脾和胃
C. 益气和营
D. 利水消肿
E. 补养气血

74. 四君子丸的功能是
75. 启脾丸的功能是
76. 薯蓣丸的功能是

[77~78]
A. 虫积腹痛
B. 肺虚久咳
C. 骨蒸潮热
D. 干咳无痰
E. 食少便溏

77. 罂粟壳的主治病证是
78. 石榴皮的主治病证是

[79~80]
A. 解郁安神颗粒
B. 天王补心丸
C. 柏子养心丸
D. 六味地黄丸
E. 左归丸

79. 某女,27岁。症见心悸健忘,失眠多梦,大便干燥,治当滋阴养血、补心安神,宜选用的成药是
80. 某女,35岁。症见心悸易惊,失眠多梦,健忘,治当补气、养血、安神,宜选用的成药是

[81~83]
A. 开胃健脾丸
B. 小柴胡颗粒
C. 枳实导滞丸
D. 理中丸
E. 六味安消散

81. 某女,22岁。症见脘腹胀痛、不思饮食、大便秘结、痢疾里急后重,治当消积导滞,清利湿热。宜选用的成药是
82. 某女,28岁。症见胃痛胀满、消化不良、便秘、痛经,治当和胃健脾,消积导滞,活血止痛。宜选用的成药是
83. 某女,32岁。症见食欲不振、嗳气吞酸、腹胀泄泻,治当健脾和胃。宜首选的中成药是

[84~86]
A. 夏枯草
B. 淡竹叶
C. 密蒙花
D. 天花粉
E. 龙胆

84. 既清热养肝,又明目退翳的药是
85. 既清肝明目,又散结消肿的药是
86. 既清热除烦,又利尿的药是

[87~89]
A. 清热解毒,凉血通淋
B. 清热,利尿,通淋
C. 清热解毒,利湿退黄
D. 益肾活血,清热通淋
E. 清湿热,利小便

87. 八正合剂的功能是
88. 癃闭舒胶囊的功能是
89. 癃清片的功能是

[90~92]
A. 紫草膏
B. 如意金黄散
C. 拔毒生肌散
D. 生肌玉红膏
E. 当归苦参丸

90. 某男,50岁。热毒瘀滞肌肤所致疮疡肿痛,症见肌肤红、肿、热、痛,宜选用的成药是

91. 某女,68岁。热毒壅盛所致的疮疡,症见疮面色鲜、脓腐将尽、久不收口,宜选用的成药是

92. 某男,32岁。热毒蕴结所致的溃疡,症见疮面疼痛、疮色鲜活、脓腐将尽,宜首选的中成药是

[93~95]
A. 脚气肿痛
B. 顽痰久咳
C. 淋证
D. 血热吐衄、咯血
E. 惊痫癫狂

93. 黄药子除治疗瘿瘤,又能治疗

94. 海藻除治疗瘿瘤,又能治疗

95. 瓦楞子除治疗瘿瘤,又能治疗

[96~98]
A. 寒疝腹痛
B. 骨鲠咽喉
C. 麻风疥癣
D. 吐泻转筋
E. 骨蒸潮热

96. 秦艽所治疗的病证是

97. 木瓜所治疗的病证是

98. 雷公藤所治疗的病证是

[99~100]
A. 七厘散
B. 云南白药
C. 舒筋活血片
D. 活血止痛散
E. 接骨丸

99. 运动员慎用的骨伤科成药是

100. 脾胃虚弱者慎用的骨伤科成药是

三、综合分析选择题

答题说明

共10题,每题1分。题目分为若干组,每组题目基于同一个临床情景、病例、实例或者案例的背景信息逐题展开。每题的备选项中,只有1个最符合题意。

[101~103]

某男,31岁。阳痿不育、遗精早泄、腰痛、尿后余沥,证属肾虚精亏。医师处方枸杞子、菟丝子、覆盆子、五味子、车前子。

101. 枸杞子的功效是
A. 滋补肝肾,明目,润肺
B. 滋肾补肝,清虚热,明目乌发
C. 滋阴潜阳,益肾健骨,养血补心,凉血止血
D. 滋阴潜阳,退热除蒸,软坚散结
E. 滋阴降火,清肺润燥,润肠通便

102. 菟丝子的功效是
A. 补阳益阴,固精缩尿,明目止泻,安胎,生津
B. 补肾阳,益精血,润肠通便
C. 补肾,活血,止痛,续伤
D. 益肾补肺,止血化痰
E. 补肾,温肺,润肠

103. 不属于覆盆子功效的是
A. 益肾

B. 固精
C. 养肝
D. 明目
E. 止汗

[104~106]

某女,49岁。烘热出汗、眩晕耳鸣、手足心热、烦躁不安,证属肾阴虚。

104. 应首选的中成药是
A. 安坤颗粒
B. 更年安片
C. 少腹逐瘀丸
D. 七制香附丸
E. 益母草颗粒

105. 2个月后复诊,烘热汗出、心烦易怒、少寐健忘、头晕耳鸣、口渴咽干、四肢酸楚,证属肝肾阴虚,应首选的中成药是
A. 坤宝丸

B. 妇科十味片

C. 八珍益母丸

D. 乌鸡白凤丸

E. 女金丸

106. 1年后来诊,带下量多、色白清稀、神疲乏力、腰膝酸软,证属脾肾两虚。应首选的中成药是

A. 白带丸

B. 妇科千金片

C. 妇炎平胶囊

D. 千金止带丸

E. 花红颗粒

[107~110]

某男,56岁。1年前被确诊为肾结石、慢性肾炎、前列腺增生症。刻下血尿1天,伴腰腹疼痛、排尿不畅。经碎石治疗后,为巩固疗效,又请中医诊治。因工作繁忙无暇煎药,要求服用中成药。医师处以排石颗粒,以善其后。

107. 依据排石颗粒的使用说明书,药师特别指出应慎用排石颗粒的症状是

A. 结石嵌顿时间长

B. 排尿不畅

C. 淋漓涩痛

D. 单肾结石

E. 结石直径≤1.5cm

108. 3个月后,患者又请中医诊治。诉云:连服排石颗粒月余,经复查肾结石已基本消除。问诊得知,近日尿中蛋白增加、少量血尿,并伴有神疲乏力、腰膝酸软、面目四肢浮肿、头晕耳鸣等。

证属气阴两虚、脾肾不足、水湿内停所致的体虚浮肿。宜选用的成药是

A. 萆薢分清丸

B. 茵陈五苓丸

C. 肾炎四味片

D. 肾炎康复片

E. 茵栀黄口服液

109. 1年后,患者再请中医诊治。诉云:服用上药2个月血尿已止,尿蛋白也减轻,余症均得以缓解,唯时有腰膝酸软、足踝肿,遂停药。近日因老朋友聚会小酌几杯,又见尿频、尿急、尿痛、尿线细,并伴小腹拘急疼痛。证属肾气不足、湿热瘀阻,宜选用的中成药是

A. 三金片

B. 癃清片

C. 癃闭舒胶囊

D. 五苓散

E. 八正合剂

110. 1个月后患者再次就诊,诉云:连服上述成药4周,刻下尿频、尿急、尿痛、尿线细及小腹拘急疼痛等均已缓解,唯见腰膝酸重、足踝浮肿、小便不利,医师诊其病证为肾阳不足、水湿内停所致的肾虚水肿,宜选用的中成药是

A. 济生肾气丸

B. 青娥丸

C. 薯蓣丸

D. 五苓散

E. 杞菊地黄丸

四、多项选择题

答题说明

共10题,每题1分。每题的备选项中,有2个或2个以上符合题意,错选、少选均不得分。

111. 牡蛎的主治病证包括

A. 阴虚动风

B. 烦躁不安

C. 心悸失眠

D. 肝虚目昏

E. 肝火目赤翳障

112. 赭石的功效有

A. 平肝潜阳

B. 镇惊安神

C. 软坚散结

D. 重镇降逆

E. 凉血止血

113. 益母草的功效包括

A. 活血祛瘀

B. 利尿消肿

C. 清热解毒

D. 利湿退黄

E. 止咳平喘

114. 防风通圣丸的主治病证有

A. 外寒内热,表里俱实

B. 恶寒壮热,头痛咽干

C. 小便短赤,大便秘结

D. 风温肺热,卫气同病

E. 瘰疬初起,风疹湿疮

115. 西黄丸的主治病证包括

A. 痈疽疔毒

B. 瘰疬

C. 流注

D. 癌肿

E. 燥痰劳嗽

116. 甘草的主治病证包括

A. 心动悸、脉结代

B. 食少便溏

C. 咳嗽气喘

D. 疮痈肿毒

E. 四肢挛急疼痛

117. 磁石的主治病证包括

A. 心神不宁

B. 心悸失眠

C. 惊风癫痫

D. 肝阳上亢

E. 头晕目眩

118. 橘红丸的功能包括

A. 化痰

B. 清肺

C. 止咳

D. 宣肺

E. 润肺

119. 清开灵口服液的功能有

A. 镇静安神

B. 清燥润肺

C. 清热肃肺

D. 清热解毒

E. 泻火通便

120. 北沙参的主治病证有

A. 肺热燥咳,阴虚劳嗽咯血

B. 肺虚燥咳,劳嗽久咳

C. 阴伤津亏之舌干口渴

D. 血虚萎黄,头晕心慌

E. 表虚自汗

执业药师资格考试

中药学专业知识（二）
押题秘卷（三）

考生姓名：_____

准考证号：_____

工作单位：_____

一、最佳选择题

1. 麻黄除发汗外,还有的功效是
   A. 止呕
   B. 安胎
   C. 行气
   D. 止痒
   E. 平喘

2. 某女,26 岁。妊娠 3 月,胎热胎动不安,咽痛,目赤。宜首选的单味药是
   A. 白术
   B. 紫苏
   C. 黄芩
   D. 砂仁
   E. 黄连

3. 大黄不具有的功效是
   A. 泻下攻积
   B. 清热泻火
   C. 解毒止血
   D. 活血祛瘀
   E. 利尿通淋

4. 具有祛风湿,补肝肾,强筋骨,利水功效的药物是
   A. 威灵仙
   B. 五加皮
   C. 桑枝
   D. 伸筋草
   E. 海风藤

5. 走四肢肌表,祛寒湿而除痹、发表的药物是
   A. 苍术
   B. 厚朴
   C. 草豆蔻
   D. 佩兰
   E. 草果

6. 灯心草煎汤内服的用量是
   A. 1～1.5g
   B. 1～3g
   C. 3～6g
   D. 3～10g
   E. 10～30g

7. 既治风寒湿痹,又治寒湿头痛的药是
   A. 草果
   B. 川乌
   C. 香加皮
   D. 伸筋草
   E. 穿山龙

8. 某男,65 岁。头晕、头痛、耳鸣、舌质暗红、脉沉涩。证属血瘀。应首选的中成药是
   A. 朱砂安神丸
   B. 四逆散
   C. 逐瘀通脉胶囊
   D. 附子理中丸
   E. 礞石滚痰丸

9. 某男,22 岁。头痛昏重、胸膈痞闷、脘腹胀痛、呕吐泄泻。证属外感风寒,内伤湿滞。医师治法为解表化湿,理气和中。应选择的中成药为
   A. 藿香正气水
   B. 六一散
   C. 三金片
   D. 十滴水
   E. 排石颗粒

10. 含罂粟壳,不宜久服的中成药是
    A. 川贝止咳露
    B. 强力枇杷露
    C. 蛇胆川贝散
    D. 橘红丸
    E. 二母宁嗽丸

11. 既开窍,又止痛的药是
    A. 木香
    B. 沉香
    C. 青木香
    D. 苏合香
    E. 小茴香

12. 既益气,又除热止汗的药是
    A. 浮小麦
    B. 白芍
    C. 麻黄根

D. 刺五加

E. 山茱萸

13. 某女,66 岁。神情呆滞、言语謇涩、手足发凉、肢体疼痛。证属缺血性中风。宜选用的中成药为

    A. 复方丹参片

    B. 消栓通络胶囊

    C. 逐瘀通脉胶囊

    D. 血府逐瘀口服液

    E. 消栓胶囊

14. 既活血祛瘀,又止咳平喘的药是

    A. 川芎

    B. 丹参

    C. 桃仁

    D. 白前

    E. 葶苈子

15. 某男,3 岁。小儿多汗、夜惊、食欲不振、消化不良。医师治法为强筋壮骨,和胃健脾。宜首选的中成药是

    A. 龙牡壮骨颗粒

    B. 小儿化食丸

    C. 一捻金

    D. 小儿消食片

    E. 健脾消食丸

16. 某男,21 岁。脘腹胀满、嗳腐吞酸,不欲饮食,证属食积停滞。医师处方为保和丸,因其除消食、导滞外,又能

    A. 清利湿热

    B. 活血止痛

    C. 补气

    D. 镇静安神

    E. 和胃

17. 四物合剂的功能是

    A. 滋阴补肾

    B. 补养气血

    C. 滋阴降火

    D. 补血调经

    E. 滋肾养肝

18. 某男,39 岁。大便脓血、里急后重、发热腹痛,诊断为痢疾,证属大肠湿热。应首选的中成药

    A. 茵陈五苓丸

    B. 三金片

C. 香连化滞丸

D. 八正合剂

E. 萆薢分清丸

19. 某男,65 岁。内障目暗,视物昏花,证属肝肾两亏、阴虚火旺,医师处方为石斛夜光颗粒,因其除清肝明目外,还能

    A. 滋肾养肝

    B. 补脾益肾

    C. 健脾益气

    D. 补血养肝

    E. 滋阴补肾

20. 不属于蒺藜的功效是

    A. 平肝

    B. 疏肝

    C. 祛风明目

    D. 散风止痒

    E. 安神定惊

21. 荆防颗粒适用于

    A. 风热感冒

    B. 暑湿感冒

    C. 体虚外感

    D. 风寒感冒

    E. 胃肠型感冒

22. 下列不属于使用解表剂应注意事项的是

    A. 体虚多汗者慎用

    B. 热病后期津液亏耗者慎用

    C. 久患疮痈者慎用

    D. 大失血者慎用

    E. 表虚者慎用

23. 当归苦参丸的注意事项,错误的是

    A. 孕妇及哺乳期妇女慎用

    B. 脾胃虚寒者慎用

    C. 湿热下注者慎用

    D. 忌用手挤压患处

    E. 不宜与热性药物同时服用

24. 某男,29 岁。大便燥结、坚硬难下,证属实热积滞,应选择的配伍是

    A. 大黄配巴豆、干姜

    B. 大黄配芒硝

    C. 大黄配枳实

    D. 大黄配厚朴

E.大黄配牛膝

25.涌吐药的适应证不包括
A.误食毒物,停胃未被吸收
B.宿食停滞不化,尚未入肠
C.痰涎壅盛,阻碍呼吸
D.癫痫发狂
E.宿食入肠腹泻

26.表实感冒颗粒的适应证是
A.风热感冒
B.暑湿感冒
C.气虚外感
D.风寒感冒
E.阴虚外感

27.麦芽的功效是
A.消食化积,活血散瘀
B.消食和中,回乳,疏肝
C.运脾消食,固精止遗
D.消食除胀,降气化痰
E.消食和中,健脾开胃

28.九味羌活丸适用于
A.风热感冒
B.暑湿感冒
C.气虚外感
D.风寒夹湿感冒
E.阴虚外感

29.大量服用易损伤肝的药是
A.防己
B.苦楝皮
C.榧子
D.使君子
E.秦艽

30.成人内服麝香的一日常用量是
A. 0.01~0.03g
B. 0.03~0.1g
C. 0.1~0.3g
D. 0.3~1g
E. 1~3g

31.某男,35岁。肌肤下肿块数处、推之能动,肿硬作痛,证属痰气凝滞。医师处方小金丸。因其除散结消肿外又能
A.清热定痛

B.化瘀止痛
C.清热除湿
D.清热凉血
E.清热止痒

32.某女,32岁。泄泻腹痛、便黄而黏、肛门灼热,证属湿热蕴结。宜选
A.双清口服液
B.板蓝根颗粒
C.葛根芩连丸
D.牛黄上清丸
E.牛黄解毒丸

33.下列不属于砂仁主治病证的是
A.湿阻中焦
B.脾胃虚寒吐泻
C.妊娠恶阻
D.胎动不安
E.腹胀便秘

34.甘补而平,不燥不腻的是
A.饴糖
B.党参
C.黄芪
D.西洋参
E.白术

35.某女,26岁。头晕目赤、耳鸣耳聋、耳肿疼痛、胁痛口苦、尿赤涩痛,证属肝胆湿热。医师处方龙胆泻肝丸,因其功能是
A.清热解毒,凉血利咽
B.清热泻火,利尿通便
C.清热解毒,消肿止痛
D.清肝胆,利湿热
E.清肝利肺,降逆除烦

36.四逆汤的适应证是
A.阳虚欲脱
B.脾胃虚寒
C.寒凝气滞
D.胃阳不足
E.湿浊中阻

37.某男,45岁。胃痛隐隐、脘闷不舒、呕吐酸水、嘈杂不适、不思饮食、四肢倦怠,证属胃阳不足、湿阻气滞。医师处方香砂养胃颗粒,因其功能是
A.疏肝清热

B. 活血调经

C. 温中和胃

D. 温中健脾

E. 温胃理气

38. 蛇床子不具有的功效是

　　A. 燥湿

　　B. 杀虫

　　C. 补肝明目

　　D. 祛风

　　E. 温肾壮阳

39. 某男,61 岁。咳嗽痰多、胸脘胀闷、恶心呕吐。证属痰湿停滞。医师处方为二陈丸,其药物组成是

A. 陈皮、半夏、茯神、甘草

B. 陈皮、厚朴、茯苓、甘草

C. 陈皮、半夏、苦杏仁、甘草

D. 陈皮、半夏、茯苓、甘草

E. 化橘红、半夏、茯神、甘草

40. 某女,27 岁。带下量多、色黄、有味,证属湿热下注。医师治法为清热、除湿、止带,应选择的中成药是

　　A. 妇科千金片

　　B. 白带丸

　　C. 妇炎平胶囊

　　D. 花红颗粒

　　E. 消糜栓

二、配伍选择题

答题说明

　　共 60 题,每题 1 分。题目分为若干组,每组题目对应同一组备选项,备选项可重复选用,也可不选用。每题只有 1 个备选项最符合题意。

[41 ~ 43]

A. 清热泻火,滋阴生津

B. 清热泻火坚阴

C. 清热泻火,收湿敛疮

D. 清热生津,消肿排脓

E. 滋阴润肺,清热化痰

41. 石膏配知母的主要功效是

42. 知母配黄柏的主要功效是

43. 知母配川贝母的主要功效是

[44 ~ 45]

A. 羌活

B. 荆芥

C. 藁本

D. 白芷

E. 桂枝

44. 阳明头痛、眉棱骨痛宜选用

45. 太阳头痛宜选用

[46 ~ 47]

A. 止咳化痰,降气平喘

B. 清肺止咳,化痰通便

C. 清热化痰,敛肺止咳

D. 清热化痰,宣肺止咳

E. 清肺润燥,化痰止咳

46. 二母宁嗽丸的功能是

47. 强力枇杷露的功能是

[48 ~ 49]

A. 感冒、阴虚火旺者慎用

B. 阴虚发热、血崩气脱之证不宜服用

C. 孕妇慎用

D. 月经不调者慎用

E. 血虚者慎用

48. 当归补血口服液的使用注意事项是

49. 四物合剂的使用注意事项是

[50 ~ 52]

A. 温肾纳气

B. 健脾消食

C. 温肾散寒

D. 燥湿化痰

E. 杀虫疗癣

50. 藜芦除涌吐风痰外,又能

51. 沉香除行气止痛外,又能

52. 乌药除行气止痛外,又能

[53～55]

  A.透解郁热

  B.解表散热

  C.疏肝解郁

  D.疏肝清热

  E.消胀止痛

53.柴胡舒肝丸既能疏肝理气,又能

54.四逆散既能疏肝理脾,又能

55.小柴胡颗粒既能疏肝和胃,又能

[56～58]

  A.小儿热速清口服液

  B.儿感清口服液

  C.小儿化毒散

  D.小儿咽扁颗粒

  E.解肌宁嗽丸

56.某女,3岁。高热、头痛、咽喉肿痛、鼻塞流涕、咳嗽、大便干结,辨证为感冒外感风热,宜选用的中成药是

57.某男,6岁。发热恶寒、鼻塞流涕、咳嗽有痰、咽喉肿痛、口渴,辨证为外感风寒、肺胃蕴热证,宜选用的中成药是

58.某女,5岁。口疮肿痛,疮疡溃烂,烦躁口渴,大便秘结,辨证为热毒内蕴,宜选用的中成药为

[59～60]

  A.琥珀抱龙丸

  B.清宣止咳颗粒

  C.冰硼散

  D.鼻渊舒胶囊

  E.辛芩颗粒

59.某男,28岁。因鼻炎来诊。证属肺经风热及胆腑郁热证。宜选用的中成药是

60.某女,30岁。鼻痒、喷嚏、流清涕、易感冒,证属肺气不足、风邪外袭。宜选用的中成药是

[61～62]

  A.凉血止血,解毒消痈

  B.化瘀止血,活血定痛

  C.凉血止血,解毒敛疮

  D.化瘀止血,宁心安神

  E.化瘀止血,清热利尿

61.三七的功效是

62.景天三七的功效是

[63～64]

  A.凉血止血,散瘀消痈

  B.收敛止血,消肿生肌

  C.凉血止血,解毒敛疮

  D.化瘀止血,活血定痛

  E.凉血祛瘀,止血通经

63.地榆的功效是

64.小蓟的功效是

[65～66]

  A.黄连

  B.川贝母

  C.白前

  D.前胡

  E.芦根

65.降气祛痰止咳的药是

66.降气祛痰,宣散风热的药是

[67～68]

  A.活血祛瘀,行气止痛

  B.行气活血,祛瘀止痛

  C.散瘀止血,消肿止痛

  D.理气,宽胸,止痛

  E.益气活血,通络止痛

67.速效救心丸的功能是

68.冠心苏合滴丸的功能是

[69～70]

  A.当归

  B.白芍

  C.熟地黄

  D.鹿茸

  E.大枣

69.益精血,壮肾阳,托疮毒的药物是

70.补血滋阴,补精益髓的药物是

[71～73]

　　A.破血行气,行经止痛

　　B.活血止痛,化瘀止血,解蛇虫毒

　　C.破血通经,散寒止痛,消食化积

　　D.活血止痛,消肿生肌

　　E.活血定痛,化瘀止血,生肌敛疮

71.乳香的功效是

72.没药的功效是

73.姜黄的功效是

[74～76]

　　A.益气养血,祛风化痰,活血通络

　　B.补气活血通络

　　C.活血化瘀,化痰通络,行气止痛

　　D.活血化瘀,舒筋通络,息风镇痉

　　E.益气养阴,活血化瘀

74.人参再造丸的功能是

75.华佗再造丸的功能是

76.抗栓再造丸的功能是

[77～78]

　　A.生津安蛔

　　B.滋肾宁心

　　C.温中止痛

　　D.收敛止血

　　E.涩肠温中

77.五味子的功效是

78.海螵蛸的功效是

[79～81]

　　A.平肝息风,清热安神

　　B.平肝潜阳,醒脑安神

　　C.平肝潜阳,镇心安神

　　D.养血平肝,通络止痛

　　E.清热解表,散风止痛

79.天麻钩藤颗粒的功能是

80.脑立清丸的功能是

81.松龄血脉康胶囊的功能是

[82～83]

　　A.祛风散寒,除湿通络

　　B.祛风散寒,化痰除湿,活血止痛

　　C.温经散寒,通络止痛

　　D.清热利湿

　　E.活血通络,散风止痛

82.木瓜丸的功能是

83.风湿骨痛丸的功能是

[84～86]

　　A.黄柏

　　B.苦参

　　C.秦皮

　　D.龙胆

　　E.天花粉

84.某男,29岁。疥癣瘙痒,小便不利。证属湿热。应首选的药物是

85.某女,31岁。燥咳痰黏,咳痰带血。证属肺热咳嗽。应首选的药物是

86.某女,30岁。带下、淋浊、脚气、足膝红肿。证属湿热下注。应首选的药物是

[87～89]

　　A.清热解毒,利湿通淋,益肾

　　B.清热利尿,补气健脾

　　C.清湿热,利小便

　　D.温阳化气,利湿行水

　　E.疏风散寒,解表清热

87.茵陈五苓丸的功能是

88.肾炎四味片的功能是

89.三金片的功能是

[90～92]

　　A.凉血止血,清热除湿

　　B.健脾补肾,调经止带

　　C.疏肝理气,养血调经

　　D.疏肝清热,健脾养血

　　E.益气养血,活血调经

90.八珍益母丸的功能是

91.千金止带丸的功能是

92.宫血宁胶囊的功能是

[93~95]

A.燥湿化痰,祛风止痉

B.清热化痰,散结消肿

C.止咳平喘,润肠通便

D.温肺祛痰,利气散结

E.清热化痰,除烦止呕

93.竹茹的功效是

94.白附子的功效是

95.芥子的功效是

[96~98]

A.川乌

B.徐长卿

C.防己

D.桑枝

E.秦艽

96.能解蛇毒的药是

97.能清虚热的药是

98.能利湿退黄的药是

[99~100]

A.接骨丸

B.跌打丸

C.七厘散

D.舒筋活血片

E.活血止痛散

99.内含朱砂不宜久服的中成药是

100.内含香加皮不宜久服的中成药是

三、综合分析选择题

答题说明

共10题,每题1分。题目分为若干组,每组题目基于同一个临床情景、病例、实例或者案例的背景信息逐题展开。每题的备选项中,只有1个最符合题意。

[101~103]

某男,20岁,因饮食不洁导致痢疾,症见大便脓血里急后重,发热腹痛,舌淡红,苔黄腻,脉滑数。医师诊为大肠湿热,处方为黄连、木香,水煎服。

101.医师在方中选用黄连是因其除湿热、燥湿,又能

A.凉血活血

B.收敛止泻

C.泻下通便

D.渗湿止泻

E.泻火解毒

102.方中黄连配木香除清热燥湿外,又能

A.理气止痛

B.缓急止痛

C.涩肠止痢

D.活血止痛

E.杀虫止痢

103.为增强上方止痢之效,拟在方中加用清热解毒、凉血止痢之品,宜选用

A.龙胆

B.苦参

C.紫草

D.白鲜皮

E.白头翁

[104~106]

某男,61岁。发热恶寒、无汗、头痛、鼻塞、喷嚏、咽痒咳嗽、四肢酸痛。医师处方正柴胡饮颗粒。

104.医师选用正柴胡饮,是因其主治为

A.风寒感冒

B.风热感冒

C.时行感冒

D.外感风寒夹湿

E.暑湿感冒

105.正柴胡饮颗粒的功能是

A.疏风解表,清热解毒

B.发汗解表,祛风散寒

C.发散风寒,解热止痛

D.解肌发表,调和营卫

E.疏风解表,清热解毒

106.正柴胡饮颗粒的使用注意事项是

A.风寒感冒慎用

B.风热感冒慎用

C.表实无汗或温病内热口渴者慎用

D.不宜在服药期间同时服用滋补性中药

E. 孕妇慎用

[107～110]

某女,28岁。恶露行而不畅、夹有血块、小腹冷痛。证属产后受寒、寒凝血瘀。医师处方生化丸。

107. 医师选用生化丸,是因其功能为

A. 养血祛瘀

B. 行气破瘀,生肌止痛

C. 清热解毒,燥湿杀虫,祛腐生肌

D. 活血,化瘀,消癥

E. 活血破瘀,通经消癥

108. 生化丸的君药是

A. 当归

B. 川芎

C. 桃仁

D. 干姜

E. 甘草

109. 生化丸中善温经散寒止痛的药物是

A. 当归

B. 川芎

C. 桃仁

D. 干姜

E. 甘草

110. 3日后复诊,恶露已畅。乳少,乳汁不通。证属气血亏损。医师处方通乳颗粒,因其功能为

A. 补气养血,祛瘀生新

B. 益气养血,通络下乳

C. 舒肝养血,通乳

D. 补气益血

E. 温补气血

四、多项选择题

111. 平肝息风药的适用范围有

A. 癫痫抽搐

B. 肝阳上亢

C. 瘰疬痰核

D. 小儿惊风

E. 破伤风

112. 天麻的主治病证有

A. 肝阳上亢之头痛眩晕

B. 虚风内动

C. 急慢惊风

D. 破伤风

E. 风湿痹痛

113. 下列关于钩藤的性能特点说法正确的有

A. 甘缓平和,微寒清泄,质轻疏透

B. 主入肝经,兼入心包

C. 善平肝阳、息肝风、清肝热,兼散肝经之热

D. 主治阳亢头晕目眩、肝热头痛头胀及惊痫抽搐

E. 既平肝息风、清肝明目,又凉血解毒

114. 下列属于保和丸药物组成的有

A. 焦山楂

B. 炒六神曲、炒莱菔子、炒麦芽

C. 制半夏、陈皮

D. 茯苓、连翘

E. 枳实

115. 复方丹参片的功能有

A. 活血化瘀

B. 清心除烦

C. 解毒消肿

D. 通脉活络

E. 理气止痛

116. 生首乌的功效有

A. 润肠

B. 截疟

C. 止汗

D. 润肠通便

E. 补气血

117. 龙骨的主治病证有

A. 肝阳上亢

B. 自汗盗汗

C. 心神不安

D. 遗精带下

E. 耳聋目昏

118. 以下属于元胡止痛片使用注意事项的有

    A. 孕妇慎用

    B. 胃阴不足者慎用

    C. 孕妇禁用

    D. 气虚血瘀、痰瘀互阻之胸痹、心悸者不宜单用

    E. 出现剧烈心绞痛、心肌梗死等,应及时救治

119. 玉屏风胶囊的使用注意事项有

    A. 热病汗出慎用

B. 阴虚盗汗慎用

C. 服药期间饮食宜清淡

D. 孕妇禁用

E. 儿童慎用

120. 楮实子的功效有

    A. 利尿

    B. 凉血止血

    C. 滋阴益肾

    D. 养阴润肺

    E. 清肝明目

执业药师资格考试

中药学专业知识（二）

押题秘卷（四）

一、最佳选择题

1. 麻黄配伍石膏的功效是
   A. 发汗解表
   B. 清热泻火
   C. 利水消肿
   D. 调和营卫
   E. 清肺平喘

2. 某男,26岁。咽喉肿痛,证属火毒蕴结。医师处方中有山豆根,其用量是
   A. 0.25~0.5g
   B. 0.5~1g
   C. 1~2g
   D. 3~6g
   E. 5~10g

3. 既能泻下通便,又能清肝杀虫的药物是
   A. 芒硝
   B. 番泻叶
   C. 虎杖
   D. 芦荟
   E. 大黄

4. 古云能"软骨",善治骨鲠咽喉,并配糖、醋等同煎服的药物是
   A. 防己
   B. 蚕沙
   C. 威灵仙
   D. 桑寄生
   E. 秦艽

5. 芳香化湿药主归
   A. 肝、胃经
   B. 脾、胃经
   C. 脾、肺经
   D. 大肠、小肠经
   E. 肾经

6. 通草的功效是
   A. 利尿通淋,祛风止痒
   B. 利尿通淋,清心除烦
   C. 清热除湿,利尿通淋
   D. 利尿通淋,杀虫止痒

   E. 利水清热,通气下乳

7. 某男,41岁。腹痛、呕吐、泄泻,证属脾胃虚寒。应选用的药物是
   A. 细辛
   B. 丁香
   C. 干姜
   D. 吴茱萸
   E. 黄连

8. 某女,32岁。忿怒忧郁,烦躁不眠,医师处方中有合欢皮,因其功效是
   A. 镇心安神,清热解毒
   B. 养心安神,润肠通便
   C. 养心安神,敛汗
   D. 养心安神,祛风通络
   E. 解郁安神,活血消肿

9. 既解表散热,又疏肝和胃的中成药是
   A. 参苏丸
   B. 小柴胡颗粒
   C. 板蓝根颗粒
   D. 三金片
   E. 银翘解毒丸

10. 某女,67岁。痰厥昏迷,肢体不利,证属痰迷心窍。应首选的中成药为
    A. 万氏牛黄清心丸
    B. 苏合香丸
    C. 安宫牛黄丸
    D. 紫雪散
    E. 橘贝半夏颗粒

11. 某男,32岁。肠风便血、便秘、肛门肿痛,医师处方为地榆槐角丸,因其既能疏风润燥,又能
    A. 凉血息风
    B. 凉血祛湿
    C. 凉血活血
    D. 凉血消溃
    E. 凉血泄热

12. 干漆的功效是
    A. 破血逐瘀,通经

B.活血消癥,消肿排脓

C.散瘀止痛,接骨疗伤

D.破血祛瘀,杀虫

E.活血祛瘀,消肿止痛

13.某男,27岁。头痛、恶寒、发热、鼻塞,证属外感风邪。应首选的中成药是

  A.四逆散

  B.正天丸

  C.川芎茶调散

  D.蛇胆川贝散

  E.芎菊上清丸

14.被前人誉为"血中之气药"的是

  A.川芎

  B.丹参

  C.蒲黄

  D.红花

  E.五灵脂

15.解肌宁嗽丸的功能是

  A.解表宣肺,止咳化痰

  B.清热解暑,清利头目

  C.发散风寒,疏肝行气

  D.疏散风热,宣肺平喘

  E.发散风寒,健脾益肾

16.某男,43岁。小便短赤、淋漓涩痛、尿急频数。诊断为热淋,证属下焦湿热。应首选的中成药是

  A.保济丸

  B.参苏丸

  C.三金片

  D.荆防颗粒

  E.九味羌活丸

17.某男,63岁。肌肉、关节疼痛、局部肿大、僵硬畸形、屈伸不利、腰膝酸软、畏寒乏力,诊断为尪痹。证属肝肾不足、风湿痹阻。应首选的中成药是

  A.天麻丸

  B.尪痹颗粒

  C.活血止痛散

  D.舒筋活络丸

  E.云南白药

18.从事高空作业者禁用的药是

  A.表实感冒颗粒

B.藿香正气水

C.桑菊感冒片

D.感冒清热颗粒

E.银翘解毒丸

19.某男,36岁。暴发火眼、云蒙障翳、羞明多眵、眼边赤烂、红肿痛痒、迎风流泪,医师处方为明目蒺藜丸。因其既能明目退翳,又能

  A.解郁清热

  B.清热养血

  C.清热解毒

  D.散风止血

  E.清热散风

20.具有明目除翳,解毒敛疮作用的是

  A.牡蛎

  B.珍珠母

  C.珍珠

  D.石决明

  E.蒺藜

21.某男,32岁。头晕身热,四肢倦怠,自汗心烦、咽干口渴,证属中暑受热,气津两伤。应首选的中成药是

  A.六合定中丸

  B.六一散

  C.清暑益气丸

  D.紫金锭

  E.十滴水

22.防风通圣丸的君药是

  A.麻黄、荆芥穗、防风、薄荷

  B.大黄、芒硝、滑石、栀子

  C.石膏、黄芩、连翘、桔梗

  D.当归、白芍、川芎、炒白术

  E.甘草

23.某男,38岁。疮疡红肿,烦热,疼痛,医师处方为如意金黄散。其用法为

  A.醋调敷

  B.葱酒调敷

  C.蜂蜜调敷

  D.清茶调敷

  E.植物油调敷

24.某男,33岁。证属寒积便秘,医师治法为泻下通便,温中散寒。宜选择的药物配伍是

A.大黄配芒硝

B.巴豆配番泻叶

C.厚朴配枳实

D.大黄配巴豆、干姜

E.巴豆配芦荟

25.涌吐药的使用注意说法错误的是

A.中病即止,不可久服

B.吐后宜立即进食

C.一般从小剂量渐增

D.服用后多饮开水以助药力

E.忌用于老人、胎前产后及体虚者

26.某男,30岁。高热后大便秘结,兼见口渴咽干,口唇干裂,舌红少津,宜选用的中成药是

A.舟车丸

B.增液口服液

C.当归龙荟丸

D.九制大黄丸

E.通便灵胶囊

27.有"生升熟降"之说的药物是

A.山楂

B.麦芽

C.莱菔子

D.鸡内金

E.稻芽

28.某男,32岁。头晕耳鸣、咳嗽吐衄,证属肝火犯肺。宜首选的中成药是

A.黛蛤散

B.清胃黄连丸

C.新雪颗粒

D.一清胶囊

E.黄连上清丸

29.鹤草芽可驱杀

A.蛔虫

B.蛲虫

C.绦虫

D.钩虫

E.阴道滴虫

30.成人内服冰片的一日常用量是

A. 0.15~0.3g

B. 0.4~0.6g

C. 0.7~0.9g

D. 1~1.2g

E. 1.5~3g

31.某女,49岁。皮下结块、不热不痛。证属痰热凝滞。治法为化痰、软坚、散结。应首选的中成药是

A.清气化痰丸

B.内消瘰疬丸

C.小金丸

D.阳和解凝膏

E.乳癖消胶囊

32.具有理气化湿,和胃止痛功能的中成药是

A.良附丸

B.香砂平胃丸

C.小建中合剂

D.香砂养胃颗粒

E.附子理中丸

33.广藿香的主治病证是

A.水肿

B.痰饮

C.热淋

D.湿阻中焦

E.湿痹肿痛

34.刺五加不具有的功效是

A.补气健脾

B.燥湿利水

C.益肾强腰

D.活血通络

E.养心安神

35.二陈丸的功能是

A.燥湿化痰,理气和胃

B.化痰止咳,宽中下气

C.清热化痰,止咳

D.逐痰降火

E.健脾祛湿,化痰息风

36.桂龙咳喘宁胶囊的功能是

A.清肺润燥,止咳化痰

B.降气平喘,止咳化痰

C.祛风解热,止咳化痰

D.宣肺化痰,止咳平喘

E.解表散寒,宣肺止嗽

37.某男,69岁。高热烦躁、神昏谵语,证属热入心

包、热盛动风。应首选的中成药是

    A.万氏牛黄清心丸

    B.苏合香丸

    C.清开灵口服液

    D.紫雪散

    E.橘贝半夏颗粒

38.入药忌火煅的药是

    A.礞石

    B.珍珠母

    C.雄黄

    D.炉甘石

    E.硫黄

39.某男,32岁。小便频数,夜间遗尿,证属肾虚,应

首选的中成药是

    A.玉屏风胶囊

    B.缩泉丸

    C.金锁固精丸

    D.四神丸

    E.固本益肠片

40.艾附暖宫丸除调经外又能

    A.养血安神

    B.健脾益气

    C.理气养血

    D.疏肝健脾

    E.除湿止带

二、配伍选择题

答题说明

    共60题,每题1分。题目分为若干组,每组题目对应同一组备选项,备选项可重复选用,也可不选用。每题只有1个备选项最符合题意。

[41~43]

    A.散风

    B.凉血

    C.祛痰

    D.疏肝

    E.敛肺

41.射干除清热利咽外,又能

42.木蝴蝶除清热利咽外,又能

43.板蓝根除清热利咽外,又能

[44~45]

    A.发汗解表,和中化湿

    B.发表散寒,行气宽中

    C.祛风散寒,温肺化饮

    D.发表散寒,祛风胜湿

    E.散风寒,通鼻窍

44.辛夷的功效是

45.藁本的功效是

[46~47]

    A.涩精止遗

    B.温肾补精

    C.温肾纳气

    D.健脾补肾

    E.温补气血

46.龟鹿二仙膏的功能是

47.十全大补丸的功能是

[48~50]

    A.阴虚火旺

    B.气血两虚,脾肺不足

    C.肺肾两亏

    D.肝肾阴亏

    E.气阴两亏

48.薯蓣丸的主治是

49.生脉饮的主治是

50.河车大造丸的主治是

[51~52]

    A.开郁醒脾

    B.燥湿化痰

    C.破气消积

    D.降气止呃

    E.调经止痛

51.柿蒂的功效是

52.甘松的功效是

[53～55]

A. 理气

B. 凉血

C. 散瘀止血

D. 益气养阴

E. 补血活血

53. 三七片除消肿止痛外,又能

54. 元胡止痛片除活血止痛外,又能

55. 参松养心胶囊除活血通络外,又能

[56～58]

A. 小儿化毒散

B. 健脾康儿片

C. 肥儿丸

D. 止泻灵颗粒

E. 小儿泻速停颗粒

56. 某男,3 岁。大便稀薄如水样、腹痛、纳差,证属小儿湿热蕴结。应首选的中成药是

57. 某男,5 岁。腹胀便泻、面黄肌瘦、食少倦怠、小便短少,证属脾胃气虚。应首选的中成药是

58. 某女,4 岁。消化不良,腹痛,面黄肌瘦,食少腹胀泄泻,证属虫积。应首选的中成药是

[59～60]

A. 清热润肺,化痰止咳

B. 疏风清热,解毒利咽

C. 清热解毒,消肿利咽,化腐止痛

D. 清热解毒,消肿止痛

E. 清热利咽,生津润燥

59. 清音丸的功能是

60. 桂林西瓜霜的功能是

[61～62]

A. 血虚痹痛麻木

B. 血虚痛经兼水肿

C. 血滞痛经兼便秘

D. 风湿肩臂痛属寒凝阻络者

E. 血滞痛经兼斑疹

61. 姜黄最善治

62. 鸡血藤最善治

[63～64]

A. 血热尿血

B. 肺痨咯血

C. 虚寒便血

D. 湿热便血

E. 气虚崩漏

63. 小蓟的主治病证是

64. 炮姜的主治病证是

[65～66]

A. 降气祛痰,宣散风热

B. 清肺化痰,利气宽胸

C. 消痰行水,降气止呕

D. 润肺化痰,滑肠通便

E. 清热化痰,除烦止呕

65. 瓜蒌皮长于

66. 瓜蒌仁长于

[67～68]

A. 疏肝清热,健脾养血

B. 疏肝健脾,养血调经

C. 理气化湿,和胃止痛

D. 温中祛寒,回阳救逆

E. 消食,导滞,和胃

67. 某男,12 岁。两日来,因饮食失节导致脘腹胀满,嗳气吞酸,不思饮食,医师处以保和丸,是因其能

68. 某女,33 岁。半年来,郁闷不舒,胸胁胀痛,头晕目眩,食欲减退,月经不调,医师处以逍遥颗粒,是因其能

[69～70]

A. 沙苑子

B. 仙茅

C. 核桃仁

D. 续断

E. 海马

69. 能补肾壮阳,强筋健骨,祛寒除湿的药物是

70. 能补肾,温肺,润肠的药物是

[71~73]

A.活血止痛,化瘀止血

B.破血行气,消积止痛

C.破血逐瘀,通经

D.破血逐瘀,续筋接骨

E.活血消癥,通经下乳,消肿排脓

71.穿山甲的功效是

72.水蛭的功效是

73.土鳖虫的功效是

[74~76]

A.气阴两虚、水湿内停所致的体虚浮肿

B.湿热内蕴兼气虚水肿

C.湿热下注的淋证

D.下焦湿热的淋证

E.肝胆湿热的黄疸

74.肾炎四味片的主治病证是

75.癃清片的主治病证是

76.八正合剂的主治病证是

[77~78]

A.敛肺涩肠

B.益肾固精

C.止血杀虫

D.止汗退热

E.收湿敛疮

77.覆盆子的功效是

78.罂粟壳的功效是

[79~80]

A.风寒感冒

B.风热感冒

C.外感风寒,内伤食积

D.表寒里热

E.外感风寒夹湿

79.银翘解毒片适用于

80.午时茶颗粒适用于

[81~83]

A.黛蛤散

B.新雪颗粒

C.牛黄至宝丸

D.防风通圣丸

E.清胃黄连丸

81.某男,19岁。感冒5天,服羚羊感冒片不见缓解,症见恶寒壮热,头痛咽干,小便短赤,大便秘结,证属外寒内热,表里俱实,宜选用的成药是

82.某男,24岁。牙龈肿痛3天,兼见口舌生疮,咽喉肿痛,证属肺胃火盛,宜选用的成药是

83.某女,55岁。头痛眩晕1周,兼见目赤耳鸣,口燥咽干,大便燥结,证属胃肠积热,宜选用的成药是

[84~86]

A.桑叶配苦杏仁

B.桑叶配黑芝麻

C.栀子配黄柏

D.桑叶配菊花

E.栀子配淡豆豉

84.善治温燥伤肺之咳嗽无痰的药物组合是

85.善治湿热黄疸、心烦尿赤的药物组合是

86.善治温病初起胸中烦闷及虚烦不眠的药物组合是

[87~89]

A.上盛下虚,气逆痰壅

B.肾不纳气所致的喘促

C.肺肾两虚,阴虚肺热

D.肺气亏虚,肺失宣降

E.脾虚痰盛,肾气不固

87.人参保肺丸的主治是

88.苏子降气丸的主治是

89.固本咳喘片的主治是

[90~92]

A.湿热患者慎用

B.月经量多者不宜服用

C.肝肾阴虚者慎用

D.实证瘀滞者不宜使用

E.脾肾阳虚者慎用

90.七制香附丸的使用注意是

91.固经丸的使用注意是

92. 更年安片的使用注意是

[93~95]

　　A. 咳嗽痰多及肺痈胸痛

　　B. 劳嗽,百日咳及蛔虫病

　　C. 肺热咳嗽,胃热呕吐

　　D. 痰壅咳喘及肠燥便秘

　　E. 肺热咳喘,肺虚久咳,肺痈

93. 桔梗主治

94. 川贝母主治

95. 紫苏子主治

[96~98]

　　A. 香加皮

　　B. 路路通

　　C. 络石藤

　　D. 木瓜

　　E. 蕲蛇

96. 祛风通络,凉血消肿的是

97. 祛风通络,定惊止痉的是

98. 祛风活络,通经下乳的是

[99~100]

　　A. 跌打损伤,闪腰岔气,筋伤骨折,瘀血肿痛

　　B. 跌打损伤,瘀血肿痛,吐血、咳血、便血、痔血,崩漏下血

　　C. 跌打损伤,血瘀疼痛,外伤出血

　　D. 筋骨疼痛,肢体拘挛,腰背酸痛,跌打损伤

　　E. 跌打损伤,瘀血肿痛

99. 接骨丸适用于

100. 七厘散适用于

三、综合分析选择题

答题说明

　　共10题,每题1分。题目分为若干组,每组题目基于同一个临床情景、病例、实例或者案例的背景信息逐题展开。每题的备选项中,只有1个最符合题意。

[101~103]

　　某男,32岁。头痛发热、汗出恶风、鼻塞干呕。苔白,脉浮缓。

101. 医师在处方中选用桂枝,是因其能

　　A. 发汗解表,宣肺平喘,利水消肿

　　B. 发汗解肌,温通经脉,助阳化气

　　C. 发表散寒,行气宽中,安胎,解鱼蟹毒

　　D. 发汗解表,温中止呕,温肺止咳

　　E. 散风解表,透疹止痒,止血

102. 关于桂枝的性能特点说法错误的是

　　A. 辛散温通,甘温助阳

　　B. 善散风寒而解在表之风寒或风邪

　　C. 发汗不及麻黄,长于助阳与流畅血脉

　　D. 既走表,又走里

　　E. 药食兼用,走而不守

103. 为了达到调和营卫、散风敛营、解肌发表的功效,应选配的药物是

　　A. 麻黄

　　B. 紫苏

　　C. 苦杏仁

　　D. 生姜

　　E. 白芍

[104~106]

　　咳嗽声粗,痰稠色黄,咳吐不爽,咳引胸痛,身热口渴,小便色黄,舌质红,脉滑数。医师处方为复方鲜竹沥液。

104. 医师使用复方鲜竹沥液,是因其主治为

　　A. 痰热咳嗽

　　B. 风寒咳嗽

　　C. 痰湿内阻咳嗽

　　D. 痰热阻肺咳嗽

　　E. 肺燥咳嗽

105. 复方鲜竹沥液的功能是

　　A. 燥湿化痰,理气和胃

　　B. 化痰止咳,宽中下气

　　C. 逐痰降火

　　D. 清热化痰,止咳

　　E. 健脾祛湿,化痰息风

106. 属于慎用复方鲜竹沥液的人群是

A. 孕妇、寒嗽及脾虚便溏者

B. 肝肾阴虚、肝阳上亢所致的头痛、眩晕

C. 痰湿阻肺者

D. 非痰热实证、体虚及小儿虚寒成惊者

E. 高血压病患者

B. 解表散热,疏肝和胃

C. 理气解郁,宽中除满

D. 益气健脾

E. 益气健脾,和胃

[107～110]

某女,30岁。两胁胀痛,头晕目眩,倦怠食少,月经不调,脐腹胀痛。证属肝郁血虚,肝脾不和。

107. 应首选的中成药是

A. 小柴胡颗粒

B. 四君子丸

C. 越鞠丸

D. 加味逍遥丸

E. 香砂六君丸

108. 该药的功能是

A. 疏肝清热,健脾养血

109. 该药的注意事项是

A. 阴虚内热之胃痛及湿热痞满之泄泻者慎用

B. 阴虚或实热证慎用

C. 阴虚火旺者慎用

D. 脾胃虚寒、脘腹冷痛、大便溏薄者慎用

E. 风寒感冒者慎用

110. 半月后来诊,胸胁痞闷、食滞不消、呕吐酸水,证属肝气不舒,应首选的中成药是

A. 左金丸

B. 柴胡舒肝丸

C. 四逆散

D. 气滞胃痛颗粒

E. 胃苏颗粒

四、多项选择题

答题说明

共10题,每题1分。每题的备选项中,有2个或2个以上符合题意,错选、少选均不得分。

111. 羚羊角的主治病证有

A. 肝热急惊

B. 壮热神昏

C. 肝阳上亢

D. 温病发斑

E. 癫痫抽搐

112. 地龙的功效有

A. 清热

B. 通络

C. 平喘

D. 息风

E. 利尿

113. 山楂主归

A. 肺经

B. 肝经

C. 肾经

D. 脾经

E. 胃经

114. 四神丸的药物组成有

A. 补骨脂(盐炒)

B. 肉豆蔻(煨)

C. 吴茱萸(制)、醋五味子

D. 丁香、荜茇

E. 大枣、生姜

115. 天王补心丸的药物组成有

A. 生地黄、天冬、麦冬、玄参

B. 桔梗、甘草

C. 当归、丹参

D. 酸枣仁、柏子仁、党参、五味子

E. 茯苓、远志、石菖蒲、朱砂

116. 下列哪项是阿胶的适应证

A. 血虚眩晕

B. 阴虚燥咳

C. 阴虚心烦、失眠

D. 肺气不足的喘咳证

E. 多种出血证

117. 宜打碎先煎的药物有

A. 酸枣仁

B. 夜交藤

C. 远志

D. 磁石

E. 龙骨

118. 左金丸的主治有

A. 脘胁疼痛

B. 呕吐酸水

C. 热厥手足不温

D. 口苦嘈杂

E. 痢疾

119. 五苓散的药物组成有

A. 泽泻

B. 茯苓

C. 猪苓

D. 炒白术

E. 肉桂

120. 白芍的主治病证有

A. 自汗盗汗

B. 肝阳上亢

C. 阴虚燥咳

D. 血虚萎黄

E. 四肢拘急作痛

执业药师资格考试

中药学专业知识（二）
押题秘卷（五）

考生姓名：＿＿＿＿＿＿＿

准考证号：＿＿＿＿＿＿＿

工作单位：＿＿＿＿＿＿＿

一、最佳选择题

1. 菊花的主治病证不包括
    A. 燥咳痰黏
    B. 温病初起
    C. 热毒疮肿
    D. 眼目昏花
    E. 目赤肿痛

2. 功能清热解毒,素有"疮家圣药"之称的药是
    A. 金银花
    B. 连翘
    C. 蒲公英
    D. 紫花地丁
    E. 野菊花

3. 既峻下冷积,又逐水退肿的药是
    A. 甘遂
    B. 京大戟
    C. 巴豆
    D. 郁李仁
    E. 牵牛子

4. 善治少阴伏风头痛及下半身风寒湿痹的药物是
    A. 桑枝
    B. 络石藤
    C. 独活
    D. 威灵仙
    E. 蕲蛇

5. 砂仁不具有的功效是
    A. 化湿
    B. 行气
    C. 解暑
    D. 温中
    E. 安胎

6. 某男,32岁。盛暑时节,烦渴,小便不利,泄泻。治法当利尿通淋,清解暑热。应选择的药物是
    A. 木通
    B. 滑石
    C. 通草
    D. 茵陈
    E. 猪苓

7. 某女,36岁。胃脘胀痛,证属寒凝气滞、肝气犯胃。医师处方中有香附配高良姜,因其除温中散寒、疏肝理气外,又善
    A. 止泻
    B. 止咳
    C. 止血
    D. 止带
    E. 止痛

8. 煅龙骨长于
    A. 平肝潜阳
    B. 聪耳明目
    C. 收敛固涩
    D. 镇惊安神
    E. 息风止痉

9. 能清热解毒,消肿散结的中成药是
    A. 西黄丸
    B. 导赤丸
    C. 玄麦甘桔含片
    D. 桂林西瓜霜
    E. 板蓝根颗粒

10. 某男,4岁。饮食停滞、脘腹胀满、食欲不振、面黄肌瘦、大便不调。诊断为疳证,证属脾胃气虚。应首选的中成药是
    A. 健脾消食丸
    B. 肥儿丸
    C. 一捻金
    D. 小儿消食片
    E. 龙牡壮骨颗粒

11. 某女,32岁。面色萎黄、头晕眼花、月经不调,证属血虚。应首选的中成药是
    A. 益母草膏
    B. 四物合剂
    C. 逍遥丸
    D. 乌鸡白凤丸
    E. 八珍益母胶囊

12. 既涩肠敛肺,又下气利咽的药是
    A. 莲子

B.诃子

C.桔梗

D.射干

E.罂粟壳

13.某男,29岁。小便短赤、淋漓涩痛、口燥咽干,证属湿热下注。因其功能是

　　A.清热解毒,凉血通淋

　　B.清热利水,通淋排石

　　C.清热解毒,利湿通淋,益肾

　　D.益肾活血,清热通淋

　　E.清热,利尿,通淋

14.咸软入血,微寒能清,走窜行散,内通脏腑,外透经络,直达病所,药力颇强的药物是

　　A.穿山甲

　　B.苏木

　　C.土鳖虫

　　D.自然铜

　　E.血竭

15.脾虚、大便稀薄者慎用的中成药是

　　A.理中丸

　　B.健脾康儿片

　　C.小儿热速清口服液

　　D.肥儿丸

　　E.龙牡壮骨颗粒

16.某男,31岁。口舌生疮、咽喉疼痛、心胸烦热、小便短赤、大便秘结。治法为清热泻火,利尿通便。应首选的中成药是

　　A.芩连片

　　B.导赤丸

　　C.儿感清口服液

　　D.小儿化毒散

　　E.小儿热速清口服液

17.某男,70岁。心前区疼痛、固定不移。治法为芳香温通,益气强心。应首选的中成药是

　　A.人参归脾丸

　　B.麝香保心丸

　　C.防风通圣丸

　　D.生脉饮

　　E.香砂养胃丸

18.下列不属于舟车丸使用注意的是

　　A.孕妇及水肿属阴水者禁用

B.不可过量,久服

C.食宜清淡,低盐

D.实热积滞致大便燥结者慎用

E.服用应从小剂量开始,逐渐加量

19.某男,55岁。目赤肿痛,视物昏暗,羞明流泪,胬肉攀睛,证属肝火旺盛。应首选的中成药是

　　A.明目蒺藜丸

　　B.石斛夜光颗粒

　　C.明目地黄丸

　　D.黄连羊肝丸

　　E.明目上清片

20.功效为平肝潜阳,重镇降逆,凉血止血的药是

　　A.磁石

　　B.珍珠

　　C.枇杷叶

　　D.赭石

　　E.珍珠母

21.某男,30岁。感冒发热、咳嗽、咽痛,证属外感风热。治法为疏风解表,清热解毒,应首选的中成药是

　　A.桑菊感冒片

　　B.羚羊感冒片

　　C.九味羌活丸

　　D.双黄连口服液

　　E.感冒清热颗粒

22.某女,29岁。身热肢酸、胸闷腹胀、尿赤黄疸,证属暑湿蕴结。治法为芳香化湿,清热解毒。应首选的中成药是

　　A.甘露消毒丸

　　B.清暑益气丸

　　C.六合定中丸

　　D.十滴水

　　E.藿香正气水

23.不属于牛黄醒消丸药物组成的是

　　A.牛黄

　　B.麝香

　　C.乳香

　　D.没药

　　E.黄芩

24.泻水逐饮,祛痰止咳,外用杀虫疗疮的药物是

　　A.芫花

B.千金子

C.牵牛子

D.京大戟

E.甘遂

25.常山用治疟疾,宜

    A.生用

    B.炒用

    C.酒炒用

    D.蜜炙用

    E.煅用

26.麻仁胶囊的功能是

    A.润肠通便

    B.泻火通便

    C.理气通便

    D.健脾益气

    E.宽中理气

27.在含大量金石类药的丸剂中,起赋形与助消化作用的药是

    A.麦芽

    B.谷芽

    C.神曲

    D.莱菔子

    E.鸡内金

28.某女,20岁。身热烦躁、目赤口疮、咽喉及牙龈肿痛、大便秘结,证属火毒血热。医师处方为一清颗粒,因其功能是

    A.清宣肺热,止咳平喘

    B.健脾和胃,消食化滞

    C.强筋壮骨,和胃健脾

    D.补肾散寒,止遗缩尿

    E.清热泻火解毒,化瘀凉血止血

29.寄生虫病兼积滞者,使用驱虫药常配伍

    A.理气药

    B.清热解毒药

    C.补脾益气药

    D.消积导滞药

    E.峻下逐水药

30.石菖蒲的主治病证是

    A.热闭神昏

    B.气绝神昏

    C.亡阳神昏

D.气脱神昏

E.痰湿蒙蔽心窍之神昏

31.某男,23岁。颜面、胸背粉刺疙瘩,皮肤红赤发热,伴脓头、硬结。医师处方为当归苦参丸。因其功能是

    A.拔毒生肌

    B.活血化瘀,燥湿清热

    C.化腐生肌,解毒止痛

    D.解毒,祛腐,生肌

    E.清热解毒,活血祛瘀,消肿止痛

32.四逆汤除回阳救逆外,还能

    A.温中补虚

    B.温胃理气

    C.温中祛寒

    D.理气化湿

    E.和胃止痛

33.白豆蔻的功效是

    A.化湿,解暑

    B.化湿,行气

    C.化湿,安胎

    D.燥湿,利尿

    E.燥湿,降逆

34.黄芪的主治病证不包括

    A.血痹肢麻

    B.气虚水肿

    C.自汗盗汗

    D.胎动不安

    E.中气下陷

35.消瘿丸的功能是

    A.健脾祛湿

    B.化痰息风

    C.缓急止痛

    D.散结消瘿

    E.止咳平喘

36.某女,31岁。咳嗽痰多,胸闷气急,辨证为痰气阻肺。应首选的中成药是

    A.礞石滚痰丸

    B.清气化痰丸

    C.复方鲜竹沥液

    D.半夏天麻丸

    E.橘贝半夏颗粒

37. 某男,36岁。发热、恶寒、咳嗽、鼻塞流涕、头痛、无汗、肢体酸痛,证属风寒束表、肺气不宣。应首选的中成药是
    A. 蛇胆川贝散
    B. 清肺抑火丸
    C. 通宣理肺丸
    D. 橘红丸
    E. 清气化痰丸

38. 既攻毒杀虫,又逐水通便的药是
    A. 轻粉
    B. 硫黄
    C. 雄黄
    D. 鸦胆子
    E. 土荆皮

39. 安宫牛黄丸的功能是
    A. 清热解毒,镇惊开窍
    B. 清热开窍,止痉安神
    C. 清热解毒,镇静安神
    D. 芳香开窍,行气止痛
    E. 开窍醒神,凉血止血

40. 某女,51岁。烘热出汗、眩晕耳鸣、手足心热、烦躁不安。证属肾阴虚所致的绝经前后诸证。医师处方为更年安片。因其既能滋阴清热,又能
    A. 补气养血
    B. 养血调经
    C. 除烦安神
    D. 活血止痛
    E. 养心安神

二、配伍选择题

答题说明

共60题,每题1分。题目分为若干组,每组题目对应同一组备选项,备选项可重复选用,也可不选用。每题只有1个备选项最符合题意。

[41~43]
A. 清热解毒,凉血消斑,利咽消肿
B. 清热解毒,息风止痉,化痰开窍
C. 清热解毒,消肿止痛,凉肝定惊
D. 清热解毒,燥湿止带,清肝明目
E. 清热解毒,消痈排脓,利尿通淋

41. 鱼腥草的功效是
42. 秦皮的功效是
43. 牛黄的功效是

[44~45]
A. 寒热往来
B. 血热吐衄
C. 脾虚泄泻
D. 风疹瘙痒
E. 烦闷不眠

44. 桑叶的主治病证是
45. 浮萍的主治病证是

[46~48]
A. 保济丸
B. 藿香正气水
C. 荆防颗粒
D. 连花清瘟胶囊
E. 参苏丸

46. 功能为解表,祛湿,和中的中成药是
47. 功能为解表散寒,祛风胜湿的中成药是
48. 功能为清瘟解毒,宣肺泄热的中成药是

[49~50]
A. 养胃舒胶囊
B. 龟鹿二仙膏
C. 七宝美髯丸
D. 生脉饮
E. 人参固本丸

49. 某男,45岁。须发早白、遗精早泄、头眩耳鸣、腰酸背痛。证属肝肾不足。应首选的中成药是
50. 某女,46岁。胃脘灼热疼痛、痞胀不适、口干口苦、纳少消瘦、手足心热。证属脾胃气阴两虚。应首选的中成药是

[51~52]
A. 木香
B. 香附

C. 沉香

D. 佛手

E. 荔枝核

51. 某女,28 岁。咳痰一周,症见痰多色白,胸闷胁痛,证属痰浊阻肺,肝郁气滞,治当疏肝理气,和中,化痰,宜选用的药是

52. 某男,70 岁。久患喘息,症见动则喘息加重,畏寒足冷,证属下元虚冷,治当温肾纳气,宜选用的药是

[53 ~ 55]

A. 表证未解者慎用

B. 寒湿痹阻腰痛者慎用

C. 痰火咳嗽者不宜使用

D. 脾胃阴虚者慎用

E. 湿热壅盛者慎用

53. 启脾丸的注意事项是

54. 青娥丸的注意事项是

55. 济生肾气丸的注意事项是

[56 ~ 58]

A. 消食止泻

B. 止咳化痰

C. 泻火通便

D. 解毒止痛

E. 健脾和胃

56. 解肌宁嗽丸既能解表宣肺,又能

57. 小儿咽扁颗粒既能清热利咽,又能

58. 健脾康儿片既能健脾养胃,又能

[59 ~ 60]

A. 芳香化浊,清热通窍

B. 清热解毒,活血祛风,宣肺通窍

C. 清热解毒,宣肺通窍,消肿止痛

D. 益气固表,祛风通窍

E. 疏风清热,祛湿通窍

59. 辛芩颗粒的功能是

60. 鼻渊舒胶囊的功能是

[61 ~ 62]

A. 活血补血

B. 利尿通淋

C. 化瘀止血

D. 消肿排脓

E. 消积杀虫

61. 鸡血藤具有的功效是

62. 五灵脂具有的功效是

[63 ~ 64]

A. 蒲黄

B. 地榆

C. 白及

D. 艾叶

E. 大蓟

63. 配小蓟,治血热出血诸证及热毒疮肿的药物是

64. 配槐角,治血热痔肿出血及便血的药物是

[65 ~ 66]

A. 清热化痰,软坚散结

B. 清热化痰,利气宽胸

C. 清热化痰,清心定惊

D. 消痰下气,平肝镇惊

E. 消痰行水,降气止呕

65. 海蛤壳的功效是

66. 海浮石的功效是

[67 ~ 68]

A. 热入心包导致的神昏谵语

B. 心血不足导致的失眠健忘

C. 心脾两虚、气血不足导致的心悸怔忡

D. 肝肾阴亏导致的眩晕耳鸣

E. 阴虚气弱导致的心悸气短

67. 人参固本丸的主治是

68. 人参归脾丸的主治是

[69 ~ 70]

A. 川乌

B. 人参

C. 甘遂

D. 半夏

E. 海藻

69. 不能与藜芦同用的药是

70. 不能与五灵脂同用的药是

[71～73]

A. 散瘀止痛,接骨疗伤

B. 活血祛瘀,止咳平喘

C. 破血祛瘀,杀虫

D. 活血通经,祛瘀止痛

E. 活血通经,下乳消肿,利尿通淋

71. 王不留行的功效是

72. 自然铜的功效是

73. 苏木的功效是

[74～76]

A. 滋肾补阴

B. 滋阴降火

C. 滋肾养肺

D. 滋肾养肝

E. 清热养阴,生津止渴

74. 麦味地黄丸的功能是

75. 玉泉丸的功能是

76. 杞菊地黄丸的功能是

[77～78]

A. 肾虚喘息

B. 虚汗不止

C. 肾虚遗精

D. 肺虚久咳失音

E. 虚寒气滞,脘腹胀痛

77. 肉豆蔻既治久泻久痢,又治

78. 莲子肉既治脾虚久泻,又治

[79～80]

A. 益气复脉,养阴生津

B. 益气养阴,健脾补肾

C. 温中散寒,健胃止痛

D. 清热燥湿,行气活血

E. 泻火,疏肝,和胃,止痛

79. 左金丸的功能是

80. 生脉饮的功能是

[81～83]

A. 气虚血瘀所致的中风

B. 瘀血痹阻致眩晕头痛,经期腹痛

C. 气滞血瘀之胸痹

D. 气阴两虚,瘀血阻脉所致的胸痹

E. 血热所致的肠风便血、痔疮

81. 丹七片的主治是

82. 血府逐瘀口服液的主治是

83. 消栓胶囊的主治是

[84～86]

A. 半枝莲

B. 木蝴蝶

C. 马勃

D. 秦皮

E. 鸦胆子

84. 功效为清热解毒,燥湿杀虫,止痢截疟,腐蚀赘疣的药物是

85. 功效为清肺,解毒,利咽,止血的药物是

86. 功效为清热解毒,散瘀止血,利水消肿的药物是

[87～89]

A. 四妙丸

B. 小活络丸

C. 痛风定胶囊

D. 独活寄生合剂

E. 木瓜丸

87. 具有除湿,活血止痛功能的是

88. 具有清热利湿功能的是

89. 具有养血舒筋、祛风除湿、补益肝肾功能的是

[90～92]

A. 固经丸

B. 乌鸡白凤丸

C. 逍遥颗粒

D. 女金丸

E. 艾附暖宫丸

90. 某女,45 岁。行经后错,经量少、有血块,经行小腹冷痛喜热,腰膝酸痛,证属血虚气滞、下焦虚寒。应选择的中成药是

91. 某女,36 岁。月经先期,经血量多、色紫黑,证属

阴虚血热。应选择的中成药是

92. 某女,31 岁。郁闷不舒,胸胁胀痛,头晕目眩,食欲减退,月经不调,证属肝郁脾虚。应选择的中成药是

[93 ~ 95]

A. 泻肺平喘,利水消肿

B. 平喘止咳,解痉,定痛

C. 清宣肺气,清肠通便

D. 清肺化痰,止咳平喘,清肠疗痔

E. 清肺止咳,降逆止呕

93. 洋金花的功效是

94. 枇杷叶的功效是

95. 马兜铃的功效是

[96 ~ 98]

A. 风湿顽痹,麻风疥癣

B. 风湿痹证,骨鲠咽喉

C. 风湿痹证,骨蒸潮热

D. 风湿痹证,吐泻转筋

E. 风寒湿痹,风寒表证

96. 独活所治疗的病证为

97. 木瓜所治疗的病证为

98. 威灵仙治疗的病证为

[99 ~ 100]

A. 消肿止痛

B. 接筋续骨

C. 清热解毒

D. 舒筋活络

E. 止痛止血

99. 活血止痛散既能活血散瘀,又能

100. 接骨七厘片既能活血化瘀,又能

三、综合分析选择题

答题说明

共 10 题,每题 1 分。题目分为若干组,每组题目基于同一个临床情景、病例、实例或者案例的背景信息逐题展开。每题的备选项中,只有 1 个最符合题意。

[101 ~ 103]

某女,78 岁。患高血压病 10 年,因感冒发热 1 天就诊于中医。症见发热、微恶风寒、咳嗽、头痛眩晕、目赤翳障、咽喉肿痛、便秘,舌红苔薄黄,脉浮数,医师诊断为风热感冒、肝阳上亢兼有肠热,遂决定以桑叶配菊花为基础进行组方。

101. 医师以桑叶配菊花为基础进行组方,是因为二药均能

A. 疏散风热,清热解毒

B. 疏散风热,清肺润燥

C. 清热解毒,平肝明目

D. 疏散风热,平肝明目

E. 清热解毒,清肺润燥

102. 根据患者咳嗽、咽喉肿痛、便秘等症状,医师宜选配的药物是

A. 葛根

B. 牛蒡子

C. 板蓝根

D. 升麻

E. 蔓荆子

103. 根据患者兼有目赤翳障的症状,医师宜选配的药物是

A. 浮萍

B. 薄荷

C. 蝉蜕

D. 柴胡

E. 淡豆豉

[104 ~ 106]

某男,46 岁。胁肋重着疼痛或灼热疼痛,口苦口黏,胸闷纳呆,恶心呕吐,小便黄赤,大便不爽,身目发黄。舌红苔黄腻,脉弦滑数。辨证为肝胆湿热。

104. 医师处以消炎利胆片,此因其功能是

A. 清热,活血,利胆

B. 清热,胜湿,利胆

C. 凉血,清热,利胆

D. 清热,祛湿,利胆

E. 凉血,解毒,利胆

105. 药师在发药时告诉患者,药不宜久服,是因其处方中有含有一定毒性的药,该药是
    A. 黄连
    B. 苦参
    C. 苦木
    D. 重楼
    E. 穿心莲

106. 服用一周后,疼痛减轻,口苦不减。前日天气突然升温,又引起急性支气管炎,症见发热,恶寒,胸膈满闷,咳嗽咽痛。证属风热咳嗽。据此,医师除给其处方以消炎利胆颗粒外,又增加了急支糖浆,并嘱其服用方法。此因急支糖浆除能清热化痰外又能
    A. 宣肺止咳
    B. 燥湿止咳
    C. 理气止咳
    D. 润肺止咳
    E. 敛肺止咳

[107~110]
    某男,17 岁。暑湿季节,突发泄泻腹痛,变黄而黏,肛门灼热,舌质红,苔黄薄腻,脉滑数。医师诊为湿热蕴结致泄泻,处以中成药葛根芩连丸,连续服用 3 天,诸症悉除。

107. 葛根芩连丸处方的药物组成,除葛根、黄连、黄芩外,还有
    A. 连翘
    B. 炙甘草
    C. 蜂蜜
    D. 胡黄连
    E. 木香

108. 葛根芩连丸处方中的葛根,除能升阳止泻外,又能
    A. 解表退热
    B. 清热解毒
    C. 清热燥湿
    D. 益气生津
    E. 凉血止血

109. 葛根芩连丸处方中的黄连,除清胃肠之火而解毒外,又善
    A. 除肌表湿热
    B. 除上焦湿热
    C. 除中焦湿热
    D. 除下焦湿热
    E. 除三焦湿热

110. 葛根芩连丸除治上述湿热蕴结之泄泻外,又治
    A. 时行感冒
    B. 体虚感冒
    C. 风寒感冒
    D. 风热感冒
    E. 风寒夹湿感冒

四、多项选择题

答题说明

共10题,每题1分。每题的备选项中,有2个或2个以上符合题意,错选、少选均不得分。

111. 赭石的主治病证有
    A. 喘息
    B. 呃逆
    C. 肝阳上亢
    D. 心神不宁
    E. 血热气逆之衄血

112. 全蝎与蜈蚣均有的功效有
    A. 平肝潜阳
    B. 通络止痛
    C. 息风止痉
    D. 清肝明目
    E. 攻毒散结

113. 莱菔子的主治病证有
    A. 食积气滞之脘腹胀满
    B. 瘀血痛经
    C. 疝气偏坠胀痛
    D. 痰涎壅盛之气喘咳嗽
    E. 肝郁气滞

114. 九味羌活丸的药物组成有
    A. 羌活

B.防风、苍术

C.细辛、川芎、白芷

D.黄芩、地黄

E.甘草

115.小建中合剂臣药有

A.桂枝

B.白芍

C.饴糖

D.生姜

E.大枣

116.补骨脂的功效有

A.补肾壮阳

B.脱疮生肌

C.温脾止泻

D.纳气平喘

E.养肝明目

117.安神药的主治病证有

A.惊悸失眠

B.惊痫癫狂

C.虚烦不眠

D.心悸怔忡

E.健忘多梦

118.河车大造丸的功能有

A.滋阴清热

B.清热养阴

C.补肾益肺

D.生津止渴

E.补气益血

119.人参保肺丸的使用注意事项有

A.含罂粟壳,易成瘾,不宜常服

B.含麻黄,故心脏病、高血压、青光眼患者慎用

C.外感咳嗽慎用

D.实热咳嗽慎用

E.虚喘慎用

120.均能补血活血、治疗血虚血瘀的药物有

A.鸡血藤

B.何首乌

C.当归

D.阿胶

E.丹参

执业药师资格考试

中药学专业知识（二）

押题秘卷（六）

考生姓名：＿＿＿＿＿＿＿＿

准考证号：＿＿＿＿＿＿＿＿

工作单位：＿＿＿＿＿＿＿＿

一、最佳选择题

1. 防风的主治病证不包括
    A. 风寒表证
    B. 风热表证
    C. 血虚发痉
    D. 风寒湿痹
    E. 小儿惊风

2. 天花粉不具有的功效是
    A. 清热
    B. 生津
    C. 凉血利尿
    D. 清肺润燥
    E. 消肿排脓

3. 某男,40 岁。患热结便秘,兼肝经实火,宜选用的药是
    A. 龙胆
    B. 芦荟
    C. 芒硝
    D. 番泻叶
    E. 青葙子

4. 某男,47 岁。风湿痹痛发作、骨节疼痛,近日血压升高,伴下肢湿疹瘙痒,最宜用
    A. 防己
    B. 羌活
    C. 豨莶草
    D. 秦艽
    E. 络石藤

5. 砂仁的主治病证不包括
    A. 湿阻中焦
    B. 痰饮喘咳
    C. 脾胃气滞
    D. 虚寒吐泻
    E. 胎动不安

6. 某女,35 岁。水肿伴心悸失眠。宜首选的单味药是
    A. 茯苓
    B. 朱砂
    C. 磁石

    D. 泽泻
    E. 薏苡仁

7. 肉桂入煎剂与研末冲服时的剂量分别是
    A. 0.1 ~ 0.3g,0.5 ~ 1g
    B. 1 ~ 2g,0.1 ~ 1g
    C. 2 ~ 5g,1 ~ 2g
    D. 5 ~ 15g,3 ~ 6g
    E. 15 ~ 30g,10 ~ 15g

8. 某男,62 岁。惊悸失眠,小便不利,医师处方中有琥珀。其内服的方法是
    A. 捣汁服
    B. 烊化服
    C. 水煎服
    D. 熬膏服
    E. 研末冲服

9. 牛黄醒消丸的功能是
    A. 活血止血
    B. 解毒消肿
    C. 清热燥湿
    D. 凉血
    E. 祛湿

10. 既滋阴养血,又补心安神的中成药是
    A. 养血安神丸
    B. 枣仁安神液
    C. 天王补心丸
    D. 解郁安神颗粒
    E. 柏子养心丸

11. 某女,30 岁。胸痞胀满,胃脘疼痛,证属肝郁气滞。医师处方为气滞胃痛颗粒。因其功能是
    A. 疏肝理气,和胃止痛
    B. 理气解郁,宽中除满
    C. 健脾和胃,行气化湿
    D. 消炎止痛,理气健胃
    E. 柔肝理气,制酸止痛

12. 上能敛肺止咳平喘,下能滋肾涩精止泻,内能生津宁心安神,外能固表收敛止汗的药物是
    A. 五味子

B. 五倍子

C. 覆盆子

D. 诃子

E. 莲子

13. 某男,23岁。发热、咳嗽、咽痛,诊断为外感风热所致的感冒。应首选的中成药是

A. 桂枝合剂

B. 正柴胡饮颗粒

C. 双黄连口服液

D. 葛根芩连丸

E. 午时茶颗粒

14. 某女,32岁。产后瘀阻腹痛,伴小便不利,选用牛膝,是因其能

A. 活血,止血

B. 活血,凉血

C. 活血,利尿

D. 活血,行气

E. 活血,通便

15. 某男,6岁。大便稀薄如水样、腹痛、纳差。证属小儿湿热蕴结大肠。治法为清热利湿,健脾止泻,缓急止痛。应首选的中成药是

A. 小儿泻速停颗粒

B. 止泻灵颗粒

C. 健脾康儿片

D. 小儿消食片

E. 小儿化食丸

16. 仙灵骨葆胶囊既能滋补肝肾,又能

A. 活血通络

B. 祛风通络

C. 蠲痹通络

D. 养血通络

E. 除湿通络

17. 某男,40岁。眩晕、头痛、如蒙如裹、胸脘满闷。证属脾虚湿盛。医师处方为半夏天麻丸。因其功能是

A. 燥湿化痰,理气和胃

B. 化痰止咳,宽中下气

C. 清热化痰,止咳

D. 散结消瘿

E. 健脾祛湿,化痰息风

18. 不属于逍遥颗粒佐药的是

A. 柴胡

B. 炒白术

C. 茯苓

D. 甘草

E. 薄荷

19. 某男,41岁。目赤肿痛、眼缘溃烂、畏光怕风、眼角涩痒,证属肝胃火盛。应首选的中成药是

A. 障眼明片

B. 八宝眼药散

C. 明目上清片

D. 黄连羊肝丸

E. 石斛夜光颗粒

20. 罗布麻叶不具有的功效是

A. 平肝

B. 利水

C. 降血压

D. 明目

E. 清热

21. 参苏丸适用于

A. 风热感冒

B. 暑湿感冒

C. 体虚外感

D. 时行感冒

E. 阴虚外感

22. 某男,32岁。身热肢酸,胸闷腹胀,尿赤黄疸,证属暑热蕴结。应首选的中成药是

A. 甘露消毒丸

B. 清暑益气丸

C. 六合定中丸

D. 十滴水

E. 藿香正气水

23. 牛黄醒消丸注意事项的表述,正确的是

A. 热毒疮痈慎用

B. 可以长期使用

C. 孕妇可酌情使用

D. 疮疡阴证者禁用

E. 只可外用不可内服

24. 治风湿痹痛,腰膝酸软,常以独活配

A. 防风

B. 桑枝

C. 丝瓜络

D. 桑寄生

E. 海风藤

25. 既解毒消肿,又开窍辟秽的药是

　　A. 硼砂

　　B. 蟾酥

　　C. 白芷

　　D. 远志

　　E. 白僵蚕

26. 某男,27 岁。湿热下痢、口渴不休、停食停水、胸热心烦、小便赤黄,证属胃肠积滞。应首选的中成药是

　　A. 九制大黄丸

　　B. 当归龙荟丸

　　C. 双清口服液

　　D. 防风通圣丸

　　E. 麻仁胶囊

27. 山楂的功效是

　　A. 消食化积,活血散瘀

　　B. 消食和中,回乳,疏肝

　　C. 消食除胀,降气化痰

　　D. 运脾消食,固精止遗

　　E. 消食和中,健脾开胃

28. 某男,45 岁。头痛眩晕、目赤耳鸣、咽喉肿痛、口舌生疮、牙龈肿痛、大便燥结,证属热毒内盛、风火上攻。应首选的中成药是

　　A. 清胃黄连丸

　　B. 牛黄上清丸

　　C. 龙胆泻肝丸

　　D. 一清颗粒

　　E. 黛蛤散

29. 驱虫药宜在何时服用

　　A. 饭前

　　B. 饭后

　　C. 空腹

　　D. 睡前

　　E. 不拘时服

30. 属于苏合香主治病证的是

　　A. 寒闭神昏

　　B. 产后血晕

　　C. 心气不足之心悸失眠

　　D. 痰湿蒙蔽心窍之神昏

　　E. 中风痰厥

31. 某男,32 岁。腿部生一疮疡,红肿热痛,未溃破。证属热毒蕴结。应首选的中成药是

　　A. 连翘败毒丸

　　B. 牛黄醒消丸

　　C. 如意金黄散

　　D. 当归苦参丸

　　E. 小金丸

32. 某男,39 岁。脘腹冷痛、呕吐泄泻、手足不温,证属脾胃虚寒。应首选的中成药是

　　A. 附子理中丸

　　B. 香砂平胃丸

　　C. 四逆汤

　　D. 良附丸

　　E. 香砂养胃颗粒

33. 刘寄奴的功效是

　　A. 活血祛瘀,通经止痛,凉血止血,清热利湿

　　B. 活血通经,下乳消肿,利尿通淋

　　C. 破血通经,散寒止痛,消食化积

　　D. 活血调经,疏肝解郁

　　E. 活血定痛,化瘀止血,生肌敛疮

34. 健脾益气,祛痰止咳,清热解毒的是

　　A. 党参

　　B. 蜂蜜

　　C. 饴糖

　　D. 红景天

　　E. 绞股蓝

35. 某男,63 岁。咳嗽痰多、痰黄黏稠、胸腹满闷,证属痰热阻肺。应首选的中成药是

　　A. 清气化痰丸

　　B. 半夏天麻丸

　　C. 消瘿丸

　　D. 二陈丸

　　E. 橘贝半夏颗粒

36. 杏苏止咳颗粒的功能是

　　A. 清肺润燥,止咳化痰

　　B. 宣肺散寒,止咳祛痰

　　C. 祛风解热,止咳化痰

　　D. 宣肺化痰,止咳平喘

　　E. 解表散寒,宣肺止嗽

37. 止嗽定喘口服液适用于

A. 表寒里热,身热口渴,咳嗽痰盛

B. 咳嗽多痰,支气管炎

C. 风寒水饮,喘咳痰稀

D. 燥热蕴肺的咳嗽

E. 肺燥咳嗽伴有声音嘶哑

38. 能攻毒杀虫、祛风止痛的药物是

A. 硫黄

B. 防风

C. 土荆皮

D. 独活

E. 露蜂房

39. 龟鹿二仙膏适用于

A. 肝肾不足所致的须发早白

B. 肾虚精亏所致的腰膝酸软

C. 脾胃阴虚所致的胃痛

D. 气阴两虚所致的消渴

E. 肺脾两虚所致的咳嗽

40. 功能为活血,化瘀,消癥的中成药是

A. 桂枝茯苓丸

B. 通乳颗粒

C. 下乳涌泉散

D. 产复康颗粒

E. 生化丸

二、配伍选择题

答题说明

共60题,每题1分。题目分为若干组,每组题目对应同一组备选项,备选项可重复选用,也可不选用。每题只有1个备选项最符合题意。

[41~43]

A. 黄连

B. 黄芩

C. 黄柏

D. 苦参

E. 土茯苓

41. 善治肺热咳喘的药是

42. 善治胃火牙痛的药是

43. 善治梅毒湿疮的药是

[44~45]

A. 阴暑证

B. 寒湿带下

C. 寒饮咳喘

D. 少阳证

E. 小儿惊风

44. 香薷主治

45. 细辛主治

[46~47]

A. 健脾和胃,养血安神

B. 滋阴益气,固本培元

C. 益气复脉,养阴生津

D. 滋肾养阴,益气生津

E. 益气补血,健脾宁心

46. 健脾生血颗粒的功能是

47. 消渴丸的功能是

[48~50]

A. 朱砂安神丸

B. 天王补心丸

C. 柏子养心丸

D. 枣仁安神液

E. 解郁安神颗粒

48. 某男,45岁。心悸易惊、失眠多梦、健忘,证属心气虚寒。应首选的中成药是

49. 某女,36岁。失眠、健忘、心烦、头晕,证属心血不足。应首选的中成药是

50. 某男,41岁。失眠、心烦、焦虑、健忘,证属情志不畅、肝郁气滞。应首选的中成药是

[51~52]

A. 香附

B. 青皮

C. 川楝子

D. 荔枝核

E. 化橘红

51. 能杀虫疗癣的药是

52. 善调经止痛的药是

D. 消肿生肌

E. 接骨疗伤

[53~55]

A. 小柴胡颗粒

B. 逍遥颗粒

C. 四逆散

D. 左金丸

E. 柴胡舒肝丸

61. 川芎除活血行气外,又能

62. 红花除活血通经外,又能

[63~64]

A. 凉血止血,祛痰止咳,生发乌发

B. 收敛止血,止痢,截疟,解毒,杀虫,补虚

C. 化瘀止血,活血定痛

D. 温经止血,散寒止痛

E. 凉血止血,清肝泻火

53. 某男,28岁。寒热往来、胸胁苦满、食欲不振、心烦喜呕、口苦咽干,证属邪犯少阳。应首选的中成药是

54. 某女,27岁。郁闷不舒、胸胁胀痛、头晕目眩、食欲减退、月经不调。证属肝郁脾虚。应首选的中成药是

55. 某男,33岁。脘腹胁痛、手足不温、泻痢下重。证属肝气郁结、肝脾不和所致的胁痛、痢疾。应首选的中成药是

63. 艾叶的功效是

64. 仙鹤草的功效是

[65~66]

A. 消痰化瘀,软坚散结,制酸止痛

B. 清热化痰,散结消肿

C. 清热化痰,清心定惊

D. 消痰下气,平肝镇惊

E. 化痰软坚散结,清热解毒,凉血止血

[56~58]

A. 牛黄抱龙丸

B. 琥珀抱龙丸

C. 龙牡壮骨颗粒

D. 小儿咳喘灵颗粒

E. 儿童清肺丸

65. 瓦楞子的功效是

66. 礞石的功效是

56. 清热镇惊,祛风化痰的中成药是

57. 清热化痰,镇静安神的中成药是

58. 强筋壮骨,和胃健脾的中成药是

[67~68]

A. 丹七片

B. 复方丹参片

C. 血塞通颗粒

D. 九气拈痛丸

E. 消栓通络胶囊

[59~60]

A. 疏风清热,解毒利咽

B. 清热解毒,祛腐生肌

C. 解毒化腐,敛疮

D. 疏风清热,化痰散结,利咽开音

E. 清热利咽,生津润燥

67. 功能为活血化瘀,通脉止痛的中成药是

68. 功能为理气,活血,止痛的中成药是

59. 清咽滴丸的功能是

60. 黄氏响声丸的功能是

[69~70]

A. 养血安神

B. 消暑解毒

C. 活血散结

D. 清热生津

E. 益卫固表

[61~62]

A. 祛瘀止痛

B. 破血行气

C. 祛风止痛

69. 海马除补肾助阳外,又能

70. 白扁豆除健脾化湿外,又能

[71~73]

A. 丹参

B. 红花

C. 西红花

D. 三棱

E. 川牛膝

71. 能活血祛瘀,凉血解毒,解郁安神的药是

72. 能破血行气,消积止痛的药是

73. 能逐瘀通经,通利关节,利尿通淋,引血下行的药是

[74~76]

A. 川芎茶调散

B. 芎菊上清丸

C. 正天丸

D. 天麻钩藤颗粒

E. 脑立清丸

74. 功能为疏风止痛的中成药是

75. 功能为清热解表,散风止痛的中成药是

76. 功能为疏风活血,养血平肝,通络止痛的中成药是

[77~78]

A. 生津安蛔

B. 敛疮生肌

C. 温中止痛

D. 收敛止血

E. 涩肠温中

77. 赤石脂的功效是

78. 乌贼骨的功效是

[79~81]

A. 萆薢分清丸

B. 肾炎康复片

C. 茵栀黄口服液

D. 香连丸

E. 五苓散

79. 主治肝胆湿热所致黄疸的中成药是

80. 主治大肠湿热所致痢疾的中成药是

81. 主治阳不化气,水湿内停所致水肿的中成药是

[82~83]

A. 稳心颗粒

B. 参松养心胶囊

C. 抗栓再造丸

D. 诺迪康胶囊

E. 益心舒胶囊

82. 功能为益气活血、通脉止痛的中成药是

83. 功能为益气复脉、活血化瘀、养阴生津的中成药是

[84~86]

A. 金荞麦

B. 垂盆草

C. 紫花地丁

D. 白花蛇舌草

E. 地锦草

84. 功能为清热解毒,祛痰排脓,散瘀止痛,健脾除湿的药物是

85. 功能为清热解毒,消痛,利湿的药物是

86. 功能为清热解毒,凉血消肿的药物是

[87~89]

A. 小活络丸

B. 木瓜丸

C. 壮腰健肾丸

D. 尪痹颗粒

E. 仙灵骨葆胶囊

87. 某男,60岁。腰脊疼痛、足膝酸软、乏力,证属肝肾不足,瘀血阻络。应首选的中成药是

88. 某女,61岁。腰痛,膝软无力,小便频数,证属肾亏。应首选的中成药是

89. 某女,63岁。关节疼痛、肿胀、屈伸不利、局部恶风寒、肢体麻木、腰膝酸软,证属风寒湿痹阻。应首选的中成药是

[90~92]

A. 千金止带丸

B. 白带丸

C. 坤宝丸

D. 固经丸

E. 保妇康栓

90. 滋补肝肾,养血安神的中成药是

91. 滋阴清热,固经止带的中成药是

92. 行气破瘀,生肌止痛的中成药是

    C. 乌梢蛇

    D. 鹿衔草

    E. 伸筋草

96. 功效为祛风除湿,活血通络,化痰止咳的药物是

97. 功效为祛风湿,强筋骨,调经止血,补肺止咳的药物是

98. 功效为祛风除湿,舒筋通络,活血消肿的药物是

[93 ~ 95]

    A. 旋覆花配赭石

    B. 知母配川贝母

    C. 陈皮配半夏

    D. 款冬花配紫菀

    E. 薤白配瓜蒌

93. 治疗气逆呕恶、喘息的药物配伍是

94. 治疗痰湿中阻停肺的药物配伍是

95. 治疗痰浊闭阻、胸阳不振之胸痹证的药物配伍是

[99 ~ 100]

    A. 接骨七厘片

    B. 接骨丸

    C. 七厘散

    D. 云南白药

    E. 跌打丸

99. 功能为化瘀消肿,止痛止血的中成药是

100. 功能为活血散瘀,消肿止痛的中成药是

[96 ~ 98]

    A. 穿山龙

    B. 路路通

三、综合分析选择题

答题说明

    共10题,每题1分。题目分为若干组,每组题目基于同一个临床情景、病例、实例或者案例的背景信息逐题展开。每题的备选项中,只有1个最符合题意。

[101 ~ 103]

    某男,5岁。大便稀薄如水样、腹痛、纳差。证属湿热蕴结大肠。医师处方为地锦草、茯苓、儿茶、乌梅、焦山楂、白芍、甘草,水煎服。

101. 医师在处方中选用地锦草,是因其既能活血止血,利湿退黄,又能

    A. 清热解毒

    B. 发散风寒

    C. 疏肝明目

    D. 止咳化痰

    E. 消食导滞

102. 服药5剂后,泄泻渐止,但胃纳不佳。医师拟添加消食和中,健脾开胃之品,应加用的药物是

    A. 使君子

    B. 鸡内金

    C. 莱菔子

    D. 稻芽

    E. 麦芽

103. 3个月后来诊,高热、头痛、咽喉肿痛、鼻塞流涕、咳嗽、大便干结,证属外感风热所致的感冒。医师处方中有柴胡,是因其功效为

    A. 解肌退热,透疹,生津,升阳止泻

    B. 疏散风热,平肝明目,清热解毒

    C. 发汗解表,宣肺平喘,利水消肿

    D. 解表退热,疏肝解郁,升举阳气

    E. 发汗解肌,温通经脉,助阳化气

[104 ~ 106]

    某男,25岁。恶寒、发热、无汗、头重而痛、肢体酸痛。证属外感风寒夹湿。医师处方为九味羌活丸。

104. 九味羌活丸的功能是

    A. 祛风解表,化湿和中

    B. 解表化湿,理气和中

    C. 疏风解表,散寒除湿

    D. 解表,祛湿,和中

    E. 益气解表,疏风散寒,祛痰止咳

105. 九味羌活丸的君药是

A.羌活

B.防风

C.苍术

D.细辛

E.川芎

106. 关于九味羌活丸的注意事项,说法正确的是

A.孕妇慎用

B.服药后不得驾驶机、车、船,从事高空作业、机械作业及操作精密仪器

C.小便清长者慎用

D.风热感冒或湿热证慎用

E.寒湿内阻者慎用

[107~110]

某男,69岁。喘促、胸闷、久咳、气短、咽干、遗精、盗汗、小便频数。证属肾不纳气。

107. 应首选的中成药是

A.七味都气丸

B.固本咳喘片

C.蛤蚧定喘片

D.通宣理肺丸

E.清肺抑火丸

108. 3个月后来诊,咽干口燥、倦怠乏力、口渴多饮、多食多尿、消瘦,证属气阴两虚。应首选的中成药是

A.六味地黄丸

B.参芪降糖胶囊

C.人参固本丸

D.杞菊地黄丸

E.生脉饮

109. 1年后,患者出现干涩不舒、单眼复视、腰膝酸软,轻度视力下降,证属肝肾不足。应首选的中成药是

A.八宝眼药散

B.障眼明片

C.石斛夜光颗粒

D.明目地黄丸

E.复方血栓通胶囊

110. 2年后,患者见口鼻干燥,咽喉肿痛,证属阴虚火旺,虚火上浮,口鼻干燥,咽喉肿痛。应首选的中成药是

A.清音丸

B.六神丸

C.西瓜霜含片

D.复方鱼腥草片

E.玄麦甘桔含片

四、多项选择题

答题说明

共10题,每题1分。每题的备选项中,有2个或2个以上符合题意,错选、少选均不得分。

111. 石决明的主治病证有

A.肝阳上亢之头晕目眩

B.肝火目赤翳障,肝虚目昏

C.阴虚阳亢之头晕目眩,阴虚动风

D.血热气逆之吐血、衄血、崩漏

E.高血压病属肝阳上亢者

112. 钩藤的主治病证有

A.肝风内动

B.惊痫抽搐

C.肝经有热之头胀头痛

D.肝阳上亢之头晕目眩

E.中风面瘫

113. 鸡内金的功效有

A.运脾消食

B.固精止遗

C.化坚消石

D.降气化痰

E.回乳

114. 主治风寒感冒的中成药有

A.桂枝合剂

B.表实感冒颗粒

C.感冒清热颗粒

D.银翘解毒丸

E.连花清瘟胶囊

115. 止血定痛片的功效有

A.散瘀

B. 止血

C. 止痛

D. 凉血

E. 消食

116. 刺五加的主治病证有

A. 脾虚乏力

B. 食欲不振

C. 气虚浮肿

D. 肾虚腰膝酸软

E. 胸痹心痛

117. 朱砂的主治病证有

A. 心神不安

B. 胸中烦热

C. 疮疡

D. 癫狂

E. 癫痫

118. 松龄血脉康胶囊的功能有

A. 平肝潜阳

B. 醒脑安神

C. 养血平肝

D. 通络止痛

E. 镇心安神

119. 固本益肠片的功能有

A. 温肾散寒

B. 固肾涩精

C. 健脾温肾

D. 涩肠止泻

E. 止汗

120. 鹿茸的主治病证有

A. 肾阳不足之阳痿滑精

B. 精血虚亏之筋骨无力

C. 妇女冲任虚寒、带脉不固之崩漏

D. 阴疽内陷

E. 肠燥便秘

中药学专业知识（二）押题秘卷
答案与解析

押题秘卷（一）答案

1. C	2. B	3. A	4. A	5. B	6. E	7. B	8. E	9. C	10. B
11. C	12. D	13. B	14. B	15. B	16. A	17. A	18. B	19. B	20. E
21. D	22. E	23. B	24. B	25. A	26. D	27. A	28. E	29. D	30. B
31. A	32. A	33. A	34. B	35. E	36. A	37. E	38. A	39. B	40. C
41. A	42. D	43. E	44. B	45. A	46. B	47. A	48. A	49. C	50. C
51. A	52. D	53. A	54. C	55. D	56. B	57. A	58. C	59. D	60. A
61. D	62. B	63. E	64. C	65. B	66. A	67. A	68. B	69. C	70. A
71. C	72. B	73. A	74. D	75. C	76. B	77. D	78. B	79. C	80. A
81. D	82. D	83. E	84. E	85. D	86. B	87. A	88. D	89. B	90. C
91. D	92. B	93. B	94. B	95. A	96. C	97. B	98. D	99. E	100. D
101. A	102. B	103. A	104. C	105. D	106. C	107. A	108. A	109. C	110. D

111. BD	112. ADE	113. ABCDE	114. ABCDE	115. ABCD
116. ADE	117. AC	118. ACD	119. ABCD	120. AC

押题秘卷(一)解析

1.解析:荆芥的功效是散风解表,透疹止痒,止血。薄荷的功效是宣散风热,清利头目,利咽,透疹,疏肝。西河柳的功效是发表透疹,祛风除湿。苍耳子的功效是散风寒,通鼻窍,除湿止痛,止痒。牛蒡子的功效是疏散风热,宣肺利咽,解毒透疹,消肿疗疮。故本题选C。

2.解析:栀子的功效是泻火除烦,清热利尿,凉血解毒,消肿止痛。蒲黄的功效是活血祛瘀,收敛止血,利尿通淋。芦根的功效是清热生津,除烦止呕,利尿。知母的功效是清热泻火,滋阴润燥。小蓟的功效是凉血止血,散瘀消痈。故本题选B。

4.解析:木瓜主治风湿痹痛、筋脉拘挛、脚气肿痛、湿浊中阻所致的吐泻转筋、津亏食少(消化不良)证。防己主治风湿痹痛、水肿、腹水、脚气浮肿、小便不利。豨莶草主治风湿痹痛、肢体麻木、中风手足不遂、痈肿疮毒、湿疹瘙痒、高血压病。秦艽主治风湿热痹、风寒湿痹、表证夹湿、骨蒸潮热、湿热黄疸。伸筋草主治风湿痹痛、关节酸痛、屈伸不利、跌打损伤。故本题选A。

7.解析:肉桂长于益阳消阴、缓补肾阳与引火归原,为补火助阳之要药;又入血分,善温通经脉,改善微循环,血瘀有寒者宜用。干姜入脾、胃经,既祛脾胃寒邪,又助脾胃阳气,为温中祛寒之要药,无论实寒、虚寒证皆宜;入心经,能回阳通脉,常辅助附子以回阳救逆,治亡阳欲脱;入肺经,能温肺化饮,治寒饮咳喘常投。丁香入脾、胃经,善温中降逆,治中寒呃逆;入肾经,能温肾助阳,治肾阳虚诸证;脾肾虚寒呃逆用之更佳。花椒善温中散寒而止痛,并兼燥湿,治中寒腹痛吐泻;能杀虫,治虫积腹痛及湿疹阴痒。高良姜入脾、胃经,善温中散寒而止痛、止呕、止泻,为治中寒腹痛吐泻之要药。故本题选B。

9.解析:桂附地黄丸主治肾阳不足,腰膝酸冷,肢体浮肿,小便不利或反多,痰饮喘咳,消渴。香砂六君丸主治脾虚气滞,消化不良,嗳气食少,脘腹胀满,大便溏泄。六味地黄丸主治肾阴亏损,头晕耳鸣,腰膝酸软,骨蒸潮热,盗汗遗精,消渴。补中益气丸主治脾胃虚弱,中气下陷所致的泄泻、脱肛、阴

挺,症见体倦乏力、食少腹胀、便溏久泻、肛门下坠或脱肛、子宫脱垂。知柏地黄丸主治阴虚火旺,潮热盗汗,口干咽痛,耳鸣遗精,小便短赤。故本题选C。

10.解析:双清口服液主治风温肺热,卫气同病,症见发热、微恶风寒、咳嗽、痰黄、头痛、口渴、舌红苔黄或黄白苔相兼、脉浮滑或浮数;急性支气管炎见上述证候者。感冒清热颗粒主治风寒感冒,头痛发热,恶寒身痛,鼻流清涕,咳嗽咽干。葛根芩连丸主治湿热蕴结所致的泄泻腹痛、便黄而黏、肛门灼热,以及风热感冒所致的发热恶风、头痛身痛。正柴胡饮颗粒主治外感风寒所致的感冒,症见发热恶寒、无汗、头痛、鼻塞、喷嚏、咽痒咳嗽、四肢酸痛;流感初起、轻度上呼吸道感染见上述证候者。防风通圣丸主治外寒内热,表里俱实,恶寒壮热,头痛咽干,小便短赤,大便秘结,瘰疬初起,风疹湿疮。故本题选B。

12.解析:诃子主治久泻、久痢、便血脱肛、肺虚久咳、咽痛、失音。覆盆子主治肾虚不固之遗精滑精、遗尿尿频、肾虚阳痿、肝肾不足之目暗不明。五味子主治肺虚久咳或肺肾不足之咳喘、津伤口渴、消渴,表虚自汗、阴虚盗汗,肾虚遗精、滑精,脾肾两虚之五更泄泻、虚烦心悸、失眠多梦。莲子肉主治脾虚久泻,食欲不振,肾虚遗精、滑精,脾肾两虚之带下,心肾不交之虚烦、惊悸失眠。故本题选D。

14.解析:虎杖主治水火烫伤、疮痈肿毒、毒蛇咬伤等。五灵脂主治血滞痛经、闭经、产后瘀阻腹痛、胸胁脘腹刺痛、瘀滞崩漏、蛇虫咬伤等。牛膝主治月经不调、痛经、闭经、难产、产后瘀阻腹痛、癥瘕、跌打伤痛等。自然铜主治跌打损伤、骨折肿痛。姜黄主治气滞血瘀所致的胸胁刺痛、闭经、痛经、跌打瘀痛、风湿痹痛、肩臂痛、疮肿。故本题选B。

15.解析:健脾康儿片的功能是健脾养胃,消食止泻。小儿泻速停颗粒的功能是清热利湿,健脾止泻,缓急止痛。龙牡壮骨颗粒的功能是强筋壮骨,和胃健脾。小儿消食片的功能是消食化滞,健脾和胃。止泻灵颗粒的功能是健脾益气,渗湿止泻。故本题选B。

17.解析:小活络丸主治风寒湿邪痹阻、痰瘀阻络所致的痹病,症见肢体关节疼痛,或冷痛,或刺痛,或疼痛夜甚,关节屈伸不利、麻木拘挛。木瓜丸主治风寒湿痹阻所致的痹病,症见关节疼痛、肿胀、屈伸不利、局部恶风寒、肢体麻木、腰膝酸软。风湿骨痛丸主治寒湿痹阻经络所致的痹病,症见腰脊疼痛、四肢关节冷痛,风湿性关节炎见上述证候者。四妙丸主治湿热下注所致的痹病,症见足膝红肿、筋骨疼痛。天麻丸主治风湿瘀阻、肝肾不足所致的痹病,症见肢体拘挛、手足麻木、腰腿酸痛。故本题选A。

18.解析:急支糖浆的功能是清热化痰,宣肺止咳。清肺止咳,化痰通便是清肺抑火丸的功能。清热化痰,敛肺止咳是强力枇杷露的功能。养阴润燥,清肺利咽是养阴清肺膏的功能。化痰止咳,宽中下气是橘贝半夏颗粒的功能。故本题选B。

20.解析:石决明的功能是平肝潜阳,清肝明目。平肝潜阳,镇惊安神,软坚散结,收敛固涩,制酸止痛是牡蛎的功效。平肝潜阳,重镇降逆,凉血止血是赭石的功效。平肝,疏肝,祛风明目,散风止痒是蒺藜的功效。平肝清热,降血压,利水是罗布麻叶的功效。故本题选E。

22.解析:清热解毒口服液主治热毒壅盛所致的发热面赤、烦躁口渴、咽喉肿痛;流感、上呼吸道感染见上述证候者。导赤丸主治火热内盛所致的口舌生疮、咽喉疼痛、心胸烦热、小便短赤、大便秘结。芩连片主治脏腑蕴热,头痛目赤、口鼻生疮,热痢腹痛,湿热带下,疮疖肿痛。新雪颗粒主治外感热病,热毒壅盛证,症见高热、烦躁;扁桃体炎、上呼吸道感染、气管炎、感冒见上述证候者。清胃黄连丸主治肺胃火盛所致的口舌生疮,齿龈、咽喉肿痛。故本题选E。

25.解析:常山的功效是涌吐痰饮,截疟。瓜蒂的功效是内服涌吐热痰、宿食;外用研末吹鼻,引去湿热。藜芦的功效是涌吐风痰,杀虫疗癣。雄黄的功效是解毒,杀虫,燥湿祛痰,截疟定惊。轻粉的功效是外用杀虫、攻毒、敛疮;内服祛痰消积,逐水通便。故本题选A。

27.解析:麦芽的功效是消食和中,回乳,疏肝。消食除胀,降气化痰是莱菔子的功效。运脾消食,固精止遗,化坚消石是鸡内金的功效。消食和胃是神曲的功效。消食和中,健脾开胃是稻芽的功效。故本题选A。

28.解析:独活寄生合剂的功能是养血舒筋,祛风除湿,补益肝肾。颈复康颗粒的功能是活血通络,散风止痛。天麻丸的功能是祛风除湿,通络止痛,补益肝肾。舒筋活血片的功能是舒筋活络,活血散瘀。活血止痛散的功能是活血散瘀,消肿止痛。故本题选E。

30.解析:冰片的功效是开窍醒神,清热止痛。麝香的功效是开窍醒神,活血通经,消肿止痛。石菖蒲的功效是开窍宁神,化湿和胃。苏合香的功效是开窍辟秽,止痛。安息香的功效是开窍辟秽,行气活血,止痛。故本题选B。

32.解析:保和丸主治食积停滞,脘腹胀满,嗳腐吞酸,不欲饮食。枳实导滞丸主治饮食积滞、湿热内阻所致的脘腹胀痛、不思饮食、大便秘结、痢疾里急后重。血府逐瘀口服液主治气滞血瘀所致的胸痹、头痛日久、痛如针刺而有定处、内热烦闷、心悸失眠、急躁易怒。六味安消散主治脾胃不和、积滞内停所致的胃痛胀满、消化不良、便秘、痛经。抗栓再造丸主治瘀血阻窍、脉络失养所致的中风,症见手足麻木、步履艰难、瘫痪、口眼㖞斜、言语不清;中风恢复期及后遗症期见上述证候者。故本题选A。

34.解析:肉苁蓉主治肾虚之阳痿、不孕,精血亏虚之腰膝痿弱、筋骨无力,肠燥便秘。淫羊藿主治肾虚之阳痿、不孕、尿频、筋骨痿软;风寒湿痹或肢体麻木。巴戟天主治肾虚阳痿、不孕、尿频;肾虚兼风湿之腰膝疼痛或软弱无力。益智仁主治肾气虚寒之遗精滑精、遗尿、夜尿频多;脾寒泄泻,腹中冷痛,脾虚口多涎唾。补骨脂主治肾阳不足之阳痿、腰膝冷痛;肾气不固之滑精、遗尿、尿频;脾肾阳虚之泄泻;肾虚作喘;白癜风。故本题选B。

36.解析:天麻钩藤颗粒的功能是平肝息风,清热安神。平肝潜阳,醒脑安神是脑立清丸的功能。平肝潜阳,镇心安神是松龄血脉康胶囊的功能。理气解郁,宽中除满是越鞠丸的功能。清热解表,散风止痛是芎菊上清丸的功能。故本题选A。

38.解析:硫黄的功效是外用解毒杀虫止痒,内服补火助阳通便。白矾的功效是外用解毒杀虫,燥湿止痒;内服止血止泻,清热消痰。蛇床子的功效是燥湿祛风,杀虫止痒,温肾壮阳。露蜂房的功效是攻毒杀虫,祛风止痛。铅丹的功效是外用拔毒止痒,敛疮生肌;内服坠痰镇惊,攻毒截疟。故本题选A。

40.解析:益母草颗粒主治血瘀所致的月经不调、产后恶露不绝,症见经水量少、淋漓不净,产后出血时间过长;产后子宫复旧不全见上述证候者。妇科十味片主治血虚肝郁所致的月经不调、痛经、月经前后诸证,症见行经后错,经水量少、有血块,行经小腹疼痛,血块排出痛减,经前双乳胀痛、烦躁,食欲不振。七制香附丸主治气滞血虚所致的痛经、月经量少、闭经,症见胸胁胀痛、经行量少、行经小腹胀痛、经前双乳胀痛、经水数月不行。安坤颗粒主治阴虚血热所致的月经先期、月经量多、经期延长,症见月经期提前、经量较多、行经天数延长、经色红质稀、腰膝酸软、五心烦热,放节育环后出血见上述证候者。八珍益母丸主治气血两虚兼有血瘀所致的月经不调,症见月经周期错后、行经量少、淋漓不净、精神不振、肢体乏力。故本题选C。

[44~45]解析:蝉蜕的功效是疏散风热,透疹止痒,明目退翳,息风止痉。故44题选B。浮萍的功效是发汗解表,透疹止痒,利水消肿。故45题选A。

[48~49]解析:通宣理肺丸主治风寒束表、肺气不宣所致的感冒咳嗽,症见发热、恶寒、咳嗽、鼻塞流涕、头痛、无汗、肢体酸痛。故48题选A。蛇胆川贝散主治肺热咳嗽,痰多。故49题选C。人参保肺丸主治肺气亏虚,肺失宣降所致的虚劳久嗽、气短喘促。苏子降气丸主治上盛下虚、气逆痰壅所致的咳嗽喘息、胸膈满闷。

[53~55]解析:清暑益气丸的功能是祛暑利湿,补气生津。故53题选A。午时茶颗粒的功能是祛风解表,化湿和中。故54题选C。藿香正气水的功能是解表化湿,理气和中。故55题选D。祛暑除湿,和中消食是六合定中丸的功能。芳香化湿,清热解毒是甘露消毒丸的功能。

[59~60]解析:藿胆丸的功能是芳香化浊,清热通窍。故59题选D。耳聋左慈丸的功能是滋肾平肝。故60题选A。清热解毒,活血祛风,宣肺通窍是千柏鼻炎片的功能。清热滋阴,祛痰利咽是玄麦甘桔含片的功能。清热解毒,消肿止痛是桂林西瓜霜的功能。

[61~62]解析:白及配海螵蛸主治胃、十二指肠溃疡之吐血、便血。故61题选D。蒲黄配五灵脂主治血瘀胸胁心腹诸痛及血瘀出血。故62题选B。艾叶配阿胶主治崩漏下血属血虚有寒之证。地榆配槐角主治血热出血诸证,尤宜痔疮出血及便血。郁金配石菖蒲主治痰火或湿热蒙蔽清窍之神昏、癫狂、癫痫。

[65~66]解析:海藻的功效是消痰软坚,利水消肿。故65题选B。竹沥的功效是清热滑痰。故66题选A。降气祛痰,宣散风热是前胡的功效。燥湿化痰,祛风止痉,解毒散结是白附子的功效。降气祛痰止咳是白前的功效。

[67~68]解析:通便宁片主治肠胃实热积滞所致的便秘,症见大便秘结、腹痛拒按、腹胀纳呆、口干苦、小便短赤、舌红苔黄、脉弦滑数。故67题选A。当归龙荟丸主治肝胆火旺所致的心烦不宁、头晕目眩、耳鸣耳聋、胁肋疼痛、脘腹胀痛、大便秘结。故68题选B。通便灵胶囊主治结肠便秘,长期卧床便秘,一时性腹胀便秘,老年习惯性便秘。麻仁胶囊主治肠热津亏所致的便秘,症见大便干结难下、腹部胀满不舒;习惯性便秘见上述证候者。增液口服液主治高热后阴津亏损所致的便秘,症见大便秘结,兼见口渴咽干、口唇干燥、小便短赤、舌红少津。

[69~70]解析:黄芪的功效是补气升阳,益卫固表,托毒生肌,利水消肿。故69题选C。刺五加的功效是补气健脾,益肾强腰,养心安神,活血通络。故70题选A。人参的功效是大补元气,补脾益肺,生津止渴,安神益智。太子参的功效是补气生津。白扁豆的功效是健脾化湿,消暑解毒。

[71~73]解析:消银颗粒主治血热风燥型白疕和血虚风燥型白疕。故71题选C。当归苦参丸主治湿热瘀阻所致的粉刺、酒齄。故72题选B。牛黄醒消丸主治热毒郁滞、痰瘀互结所致的痈疽发背、瘰疬流注、乳痈乳岩、无名肿毒。故73题选A。适用于丹毒的是如意金黄散,适用于瘰疬的是内消瘰疬丸和小金丸。

[77~78]解析:山茱萸的功效是补益肝肾,收敛固脱。故77题选D。椿皮的功效是清热燥湿,涩肠,止血,止带,杀虫。故78题选B。乌梅的功效是敛肺,涩肠,生津,安蛔,止血。赤石脂的功效是涩

瓜霜的功能。

肠止泻,止血,止带;外用收湿敛疮生肌。桑螵蛸的功效是固精缩尿,补肾助阳。

[79~81]解析:香连丸的功能是清热化湿,行气止痛。故79题选C。新雪颗粒的功能是清热解毒。故80题选A。牛黄上清丸的功能是清热泻火,散风止痛。故81题选D。清热解毒,泻火通便的是牛黄至宝丸的功能。清热解毒,散瘀止痛的是抗癌平丸的功能。

[82~83]解析:小建中合剂主治脾胃虚寒所致的脘腹疼痛、喜温喜按、嘈杂吞酸、食少;胃及十二指肠溃疡见上述证候者。故82题选D。良附丸主治寒凝气滞,脘痛吐酸,胸腹胀满。故83题选E。香砂养胃颗粒主治胃阳不足、湿阻气滞所致的胃痛、痞满,症见胃痛隐隐、脘闷不舒、呕吐酸水、嘈杂不适、不思饮食、四肢倦怠。理中丸主治脾胃虚寒,呕吐泄泻,胸满腹痛,消化不良。九气拈痛丸主治气滞血瘀所致的胸胁胀满疼痛、痛经。

[84~86]解析:大青叶主治温病热入血分之高热、神昏、发斑,丹毒,咽喉肿痛,口疮,痄腮,痈肿疮毒。故84题选E。蒲公英主治乳痈、痈肿疮毒、各种内痈、咽喉肿痛、目赤肿痛、毒蛇咬伤、湿热黄疸、热淋涩痛。故85题选D。连翘主治外感热病、风热表证、痈肿疮毒、乳痈、肺痈、瘰疬痰核。故86题选B。金银花主治外感热病、风热表证、痈疮疖肿、肠痈、肺痈、乳痈。牛蒡子主治风热感冒、温病初起、风热或肺热咳嗽、咯痰不畅、咽喉肿痛;麻疹不透、风热疹痒、热毒疮肿、痄腮、热毒泻痢、热淋涩痛。

[90~92]解析:大黄䗪虫丸的功效是活血破瘀,通经消癥。故90题选C。妇科十味片的功效是养血舒肝,调经止痛。故91题选D。下乳涌泉散的功效是舒肝养血,通乳。故92题选B。产复康颗粒的功效是补气养血,祛瘀生新。通乳颗粒的功效是益气养血,通络下乳。

[93~95]解析:苦杏仁的功效是降气止咳平喘,润肠通便。故93题选B。紫苏子的功效是降气化痰,止咳平喘,润肠通便。故94题选B。葶苈子的功效是泻肺平喘,利水消肿。故95题选A。润肺下气是紫菀的功效。降逆止呕是枇杷叶的功效。清肠疗痔是马兜铃的功效。

[96~98]解析:桑枝性平,功效是祛风通络,利水。故96题选C。秦艽性微寒,功效是祛风湿,舒筋络,清虚热,利湿退黄。故97题选B。络石藤性微寒,功效是祛风通络,凉血消肿。故98题选D。木瓜性温,功效是舒筋活络,化湿和中,生津开胃。臭梧桐性凉,功效是祛风湿,通经络,降血压。

[99~100]解析:接骨丸的功能是活血散瘀,消肿止痛。故99题选E。舒筋活血片的功能是舒筋活络,活血散瘀。故100题选D。接骨续筋是接骨七厘片的功能。化瘀消肿是七厘散的功能。解毒消肿是云南白药的功能。

103.解析:六味地黄丸主治肾阴亏损,头晕耳鸣,腰膝酸软,骨蒸潮热,盗汗遗精,消渴。故本题选A。

104.解析:六味地黄丸中,熟地黄质润黏腻,甘补微温,药力颇强,善滋补肾阴、填精益髓,故重用为君药。酒萸肉酸涩收敛,甘微温而补,善补益肝肾、收敛固涩;山药甘补兼涩,性平不偏,既养阴益气、补脾肺肾,又固精缩尿。二药相合,既助君药滋养肾阴,又固精止汗,故为臣药。泽泻甘寒渗利清泄,善泄相火、渗利湿浊;茯苓甘淡渗利兼补,性平不偏,善健脾、渗利水湿;牡丹皮苦泄辛散,微寒能清,善清泻肝火、退虚热。三药相合,能清降相火、渗利湿浊、健脾,使君臣药填补真阴而不腻,清降虚火而不燥,固肾涩精而不滞,故为佐药。故本题选C。

105.解析:麦味地黄丸主治肺肾阴亏,潮热盗汗,咽干咳血,眩晕耳鸣,腰膝酸软,消渴。河车大造丸主治肺肾两亏,虚劳咳嗽,骨蒸潮热,盗汗遗精,腰膝酸软。十全大补丸主治气血两虚,面色苍白,气短心悸,头晕自汗,体倦乏力,四肢不温,月经量多。玉泉丸主治阴虚内热所致的消渴,症见多饮、多食、多尿;2型糖尿病见上述证候者。故本题选D。

106.解析:杞菊地黄丸主治肝肾阴亏,眩晕耳鸣,羞明畏光,迎风流泪,视物昏花。左归丸主治真阴不足,腰酸膝软,盗汗遗精,神疲口燥。右归丸主治肾阳不足,命门火衰,腰膝酸冷,精神不振,怯寒畏冷,阳痿遗精,大便溏薄,尿频而清。大补阴丸主治阴虚火旺,潮热盗汗,咳嗽咯血,耳鸣遗精。青娥丸主治肾虚腰痛,起坐不利,膝软乏力。故本题选C。

107.解析:党参的功效是补中益气,生津养血。

补气养阴,清热生津是西洋参的功效。补气健脾,燥湿利水,止汗,安胎是白术的功效。益气养阴,补脾肺肾,固精止带是山药的功效。补气健脾,益肾强腰,养心安神,活血通络是刺五加的功效。故本题选 A。

110. 解析:四君子丸主治脾胃气虚,胃纳不佳,食少便溏。四物合剂主治血虚所致的面色萎黄、头晕眼花、心悸气短及月经不调。薯蓣丸主治气血两虚,脾肺不足所致的虚劳、胃脘痛、痹病、闭经、月经不调。右归丸主治肾阳不足,命门火衰,腰膝酸冷,精神不振,怯寒畏冷,阳痿遗精,大便溏薄,尿频而清。故本题选 D。

111. 解析:僵蚕的功效有息风止痉,祛风止痛,化痰散结。故本题选 BD。

115. 解析:人参归脾丸主治心脾两虚、气血不足所致的心悸、怔忡、失眠健忘、食少体倦、面色萎黄,以及脾不统血所致的便血、崩漏、带下。故本题选 ABCD。

118. 解析:四物合剂全方配伍,补中兼行,补血不滞血,行血不动血,共奏补血调经之功,故善治血虚所致的面色萎黄、头晕眼花、心悸气短及月经不调。故本题选 ACD。

119. 解析:天王补心丸主治心阴不足,心悸健忘,失眠多梦,大便干燥。故本题选 ABCD。

120. 解析:麦冬的功效是润肺养阴,益胃生津,清心除烦,润肠通便。玉竹的功效是滋阴润肺,生津养胃。天冬的功效是滋阴降火,清肺润燥,润肠通便。百合的功效是养阴润肺,清心安神。黄精的功效是滋阴润肺,补脾益气。故本题选 AC。

押题秘卷(二)答案

1. C	2. D	3. C	4. A	5. C	6. A	7. A	8. C	9. E	10. C
11. D	12. C	13. D	14. D	15. B	16. E	17. B	18. C	19. B	20. B
21. C	22. C	23. D	24. D	25. D	26. D	27. B	28. B	29. C	30. B
31. C	32. B	33. C	34. B	35. D	36. E	37. A	38. E	39. A	40. D
41. B	42. D	43. C	44. E	45. B	46. A	47. D	48. E	49. C	50. A
51. E	52. D	53. C	54. D	55. D	56. A	57. C	58. D	59. C	60. A
61. B	62. D	63. B	64. E	65. A	66. C	67. E	68. D	69. A	70. C
71. B	72. C	73. D	74. A	75. B	76. C	77. B	78. A	79. B	80. C
81. C	82. E	83. A	84. C	85. A	86. B	87. B	88. D	89. A	90. B
91. D	92. A	93. D	94. A	95. B	96. E	97. D	98. C	99. B	100. D
101. A	102. A	103. E	104. B	105. A	106. D	107. A	108. D	109. C	110. A

111. ABC	112. ADE	113. ABC	114. ABCE	115. ABCD
116. ABCDE	117. ABCDE	118. ABC	119. AD	120. AC

押题秘卷(二)解析

1.解析:生姜的功效是发汗解表,温中止呕,温肺止咳。肉豆蔻的功效是涩肠止泻,温中行气。故本题选C。

2.解析:石膏主治温病气分高热,肺热咳喘,胃火上炎所致的头痛、牙龈肿痛、口舌生疮,疮疡不敛,湿疹,水火烫伤,外伤出血。故本题选D。

5.解析:厚朴的主治湿阻中焦、脾胃气滞之脘腹胀满,食积或便秘脘腹胀满,咳喘痰多。故本题选C。

7.解析:附子主治亡阳欲脱,肾阳不足、命门火衰之畏寒肢冷、阳痿、宫冷、尿频,脾肾阳虚之脘腹冷痛、泄泻、水肿,心阳虚衰之心悸、胸痹,寒湿痹痛,阳虚外感。干姜主治脾胃受寒或虚寒所致的腹痛、呕吐、泄泻,亡阳欲脱,寒饮咳喘。高良姜主治中寒腹痛、呕吐、泄泻。细辛主治风寒表证(尤宜鼻塞、头痛、肢体疼痛较甚者)、阳虚外感、鼻渊头痛、头风头痛、牙痛、风寒湿痹痛、寒饮咳喘。吴茱萸主治中寒肝逆之头痛、吐涎沫,寒湿脚气肿痛,或上冲入腹之腹胀、困闷欲死,寒疝腹痛,经寒痛经,呕吐吞酸,虚寒腹痛泄泻。故本题选A。

9.解析:保济丸主治暑湿感冒,症见发热头痛、腹痛腹泻、恶心呕吐、肠胃不适;亦可用于晕车晕船。参苏丸主治身体虚弱,感受风寒所致的感冒,症见恶寒发热、头痛鼻塞、咳嗽痰多、胸闷呕逆、乏力气短。九味羌活丸主治外感风寒夹湿所致的感冒,症见恶寒、发热、无汗、头重而痛、肢体酸痛。午时茶颗粒主治外感风寒,内伤食积证,症见恶寒发热、头痛身楚、胸脘满闷、恶心呕吐、腹痛腹泻。藿香正气水主治外感风寒,内伤湿滞或夏伤暑湿所致的感冒,症见头痛昏重、胸膈痞闷、脘腹胀痛、呕吐泄泻;胃肠型感冒见上述证候者。故本题选E。

11.解析:一清颗粒主治火毒血热所致的身热烦躁、目赤口疮、咽喉及牙龈肿痛、大便秘结、吐血、咯血、衄血、痔血;咽炎、扁桃体炎、牙龈炎见上述证候者。龙胆泻肝丸主治肝胆湿热所致的头晕目赤、耳鸣耳聋、耳肿疼痛、胁痛口苦、尿赤涩痛、湿热带下。黄连上清片主治风热上攻、肺胃热盛所致的头晕目眩、暴发火眼、牙齿疼痛、口舌生疮、咽喉肿痛、耳痛耳鸣、大便秘结、小便短赤。黛蛤散主治肝火

犯肺所致的头晕耳鸣、咳嗽吐衄、痰多黄稠、咽膈不利、口渴心烦。牛黄解毒丸主治火热内盛所致的咽喉肿痛、牙龈肿痛、口舌生疮、目赤肿痛。故本题选D。

13.解析:十滴水的注意事项是孕妇禁用;驾驶员及高空作业者慎用;服药期间,忌食辛辣、油腻食物。甘露消毒丸的注意事项是孕妇禁用,寒湿内阻者慎用,服药期间,忌食辛辣、生冷、油腻食物。六一散的注意事项是孕妇及小便清长者慎用,服药期间忌食辛辣食物。清暑益气丸的注意事项是孕妇慎用;服药期间,忌食辛辣油腻食物。桑菊感冒片的注意事项是风寒外感者慎用;服药期间,忌食辛辣、油腻食物。故本题选D。

16.解析:天王补心丸的注意事项是肝肾功能不全者禁用。脾胃虚寒、大便稀溏者慎用。因其含朱砂,故不宜过量服用或久服,不可与溴化物、碘化物同服。服药期间,不宜饮用浓茶、咖啡等刺激性饮品。故本题选E。

18.解析:桂枝合剂方中桂枝辛温发散,甘温助阳,善散风寒、助阳而解肌发表,故为君药。白芍甘补酸敛,微凉兼清,善益阴血、敛固外泄之营阴,与桂枝同用,散收并举,调和营卫,故为臣药。生姜辛微温发散,既表散寒,又温胃止呕;大枣甘温补缓,既补中益气,又养血营营。二药相合,既助桂芍解肌发表、调和营卫,又温胃止呕,故为佐药。甘草甘补和缓,平import和偏凉,既益气和中,合桂枝以解肌,合芍药以益营,又调和诸药,故为佐使药。故本题选C。

20.解析:天麻的功效是息风止痉,平抑肝阳,祛风通络。羚羊角的功效是平肝息风,清肝明目,凉血解毒。钩藤的功效是息风止痉,清热平肝。蒺藜的功效是平肝,疏肝,祛风明目,散风止痒。地龙的功效是清热息风,平喘,通络,利尿。故本题选B。

22.解析:连花清瘟胶囊主治流行性感冒属热毒袭肺证,症见发热、恶寒、肌肉酸痛、鼻塞流涕、咳嗽、头痛、咽干咽痛、舌偏红、苔黄或黄腻。感冒清热颗粒主治风寒感冒,头痛发热,恶寒身痛,鼻流清涕,咳嗽咽干。参苏丸主治身体虚弱,感受风寒所

致的感冒,症见恶寒发热、头痛鼻塞、咳嗽痰多、胸闷呕逆、乏力气短。正柴胡饮颗粒主治外感风寒所致的感冒,症见发热恶寒、无汗、头痛、鼻塞、喷嚏、咽痒咳嗽、四肢酸痛;流感初起、轻度上呼吸道感染见上述证候者。防风通圣丸主治外寒内热,表里俱实,恶寒壮热,头痛咽干,小便短赤,大便秘结,瘰疬初起,风疹湿疮。故本题选C。

23.解析:阳和解凝膏主治脾肾阳虚、痰瘀互结所致的阴疽、瘰疬未溃、寒湿痹痛。京万红软膏主治轻度水、火烫伤,疮疡肿痛,创面溃烂。内消瘰疬丸主治痰湿凝滞所致的瘰疬,症见皮下结块、不热不痛。小金丸主治痰气凝滞所致的瘰疬、瘿瘤、乳岩、乳癖,症见肌肤或肌肤下肿块一处或数处、推之能动,或骨及骨关节肿大、皮色不变、肿硬作痛。地榆槐角丸主治脏腑实热、大肠火盛所致的肠风便血、痔疮肛漏、湿热便秘、肛门肿痛。故本题选D。

25.解析:瓜蒂的功效是内服涌吐痰涎、宿食;外用研末吹鼻,引去湿热。截疟是常山的功效,杀虫疗癣是藜芦的功效,燥湿止痒是白矾的功效,攻毒杀虫是露蜂房的功效。故本题选D。

27.解析:山楂善消食化积和中,治各种食积,尤善治油腻肉积。莱菔子入脾、胃经,善消食除胀,治食积胀满;入肺经,善降气消痰,治痰壅咳喘,有"生升熟降"之说。稻芽善消积和中,兼补虚,主治食积及脾虚食少。鸡内金入脾、胃经,善运脾健胃、消食化积,为消食运脾之要药,入小肠、膀胱经,既化坚消石,又固精止遗,治结石、遗尿、遗精可选。麦芽善消食健胃和中,治饮食积滞,尤宜米、面、薯、芋等食者。故本题选B。

28.解析:六一散功能是清暑利湿。清热解毒,芳香化湿是甘露消毒丸的功能。辟瘟解毒是紫金锭的功能。和中消食是六合定中丸的功能。故本题选B。

29.解析:苦楝皮主治蛔虫病、蛲虫病、钩虫病;头癣、疥疮。故本题选C。

30.解析:石菖蒲的功效为开窍宁神,化湿和胃。故本题选B。

32.解析:痛风定胶囊的功能是清热祛湿,活血通络定痛。故本题选B。

33.解析:莪术辛散苦泄温通,入肝、脾经;入血走气,药力颇强,为破血破气之品,既破血行气而止

痛消癥,又行气消积而除胀止痛,主治血瘀、气滞、食积之重症。牛膝生用味多苦,平偏凉,通利泄降,既逐瘀通经,治经产瘀血及痹痛拘挛,又利尿通淋,湿热下注常用,还引血引火下行,血热火逆及肝阳上亢每投;制用味多甘,平偏温,长于补虚,善补肝肾、强筋骨,为治腰膝酸软、筋骨无力之要药;此外,还引药下行,用药欲其下行者,常用本品作引经药。丹参既活血祛瘀而通经止痛,又清心凉血而除烦消痈,主治血瘀、血热、热扰心神诸证,兼治热毒疮痈肿痛。月季花甘温通利,芳香疏理,微苦泄散,专入肝经,既善活血疏肝、解郁调经、止痛,又消肿、解毒,治肝郁血滞有寒者常用。故本题选C。

37.解析:导赤丸方中滑石与天花粉配伍,既助君臣药清热、泻火、利尿,又防君臣药之苦寒清利而伤津,故为佐使药。故本题选A。

38.解析:土荆皮的功效是杀虫,疗癣,止痒,主治体癣、手足癣、头癣。故本题选E。

40.解析:乌鸡白凤丸的功能是补气养血,调经止带。舒肝理气,养血调经是七制香附丸的功能。养血舒肝,调经止痛是妇科十味片的功能。益气养血,活血调经是八珍益母丸的功能。理气活血,止痛是女金丸的功能。故本题选D。

[44~45]解析:柴胡既疏散胆经邪气而和解退热,又疏散肝胆经郁结之气而疏肝解郁,还升举胆经清阳之气而举陷,为肝胆经之主药。故44题选E。辛夷通窍力强,解表力弱,表证有鼻塞不通或鼻渊鼻塞头痛者每用,风寒感冒兼头痛鼻塞者最宜。故45题选B。薄荷既疏散风热而清利头目与咽喉、透疹,又疏肝解郁、辟秽,发汗力较强,尤善清利头目,治风热袭表或上攻者最宜,治肝郁化热可投。葛根既透解肌表风热、解肌退热而发表,透发疹斑,又鼓舞脾胃清阳上升而生津止渴、升阳止泻,治项背强痛与阳明头痛最宜,无论寒热虚实、有汗无汗皆可。蔓荆子上行头面,善散头面部风邪或风热之邪而清利头目,凡风在头面之疾皆可选用,兼热者尤宜;兼通络、利关节而止痛,疗痹痛拘急可投。

[48~50]解析:缩泉丸的功能是补肾缩尿。故48题选E。金锁固精丸的功能是固肾涩精。故49题选C。益气养阴,健脾补肾是参芪降糖胶囊的功能。故50题选A。祛风除湿,通络止痛,补益肝肾是天麻丸的功能。温肾散寒,涩肠止泻是四神丸的功能。

[53~55]解析:左归丸的功能是滋肾补阴。故53题选C。大补阴丸的功能是滋阴降火。故54题选D。知柏地黄丸的功能是滋阴降火。故55题选D。补肾益精是五子衍宗丸的功能。温补肾阳是桂附地黄丸的功能。补肾益肺是河车大造丸的功能。

[56~58]解析:小儿热速清口服液的功能是清热解毒,泻火利咽。故56题选A。儿感清口服液的功能有解表清热,宣肺化痰。故57题选C。小儿化毒散的功能是清热解毒,活血消肿。故58题选D。清热利咽,解毒止痛是小儿咽扁颗粒的功能。健脾益气,渗湿止泻是止泻灵颗粒的功能。

[61~62]解析:紫草的功效是凉血活血,解毒透疹。故61题选B。紫珠叶的功效是收敛凉血止血,散瘀解毒消肿。故62题选D。赤芍的功效是清热凉血,散瘀止痛,清肝火。红花的功效是活血通经,祛瘀止痛。马齿苋的功效是清热解毒,凉血止血,通淋。

[65~66]解析:瓜蒌主治肺热咳嗽,痰稠不易咳出,胸痹,结胸,乳痈肿痛,肺痈,肠痈,肠燥便秘。故65题选A。川贝母主治肺热咳喘、外感咳嗽、肺燥咳嗽、肺虚久咳、阴虚劳嗽、痰热或火郁胸闷、瘰疬、疮肿、乳痈、肺痈。故66题选C。毒蛇咬伤和中风痰壅、口眼㖞斜是白附子的主治。惊痫癫狂是竹沥的主治。

[71~73]解析:郁李仁的功效是润肠通便,利水消肿。故71题选B。广藿香的功效是化湿止呕,发表解暑。故72题选C。稻芽的功效是消食和中,健脾开胃。故73题选D。火麻仁的功效是润肠通便。厚朴的功效是燥湿,行气,消积,平喘。

[79~80]解析:天王补心丸的功能是滋阴养血,补心安神,主治心阴不足,心悸健忘,失眠多梦,大便干燥。故79题选B。柏子养心丸的功能是补气、养血、安神,主治心气虚寒,心悸易惊,失眠多梦,健忘。故80题选C。解郁安神颗粒的功能是疏肝解郁,安神定志,主治情志不畅、肝郁气滞所致的失眠、心烦、焦虑、健忘;神经官能症、更年期综合征见上述证候者。六味地黄丸的功能是滋阴补肾,主治肾阴亏损,头晕耳鸣,腰膝酸软,骨蒸潮热,盗汗遗精,消渴。左归丸的功能是滋肾补阴,主治真阴不足,腰酸膝软,盗汗遗精,神疲口燥。

[81~83]解析:枳实导滞丸的功能是消积导滞,清利湿热,主治饮食积滞、湿热内阻所致的脘腹胀痛、不思饮食、大便秘结、痢疾里急后重。故81题选C。六味安消散的功能是和胃健脾,消积导滞,活血止痛,主治脾胃不和、积滞内停所致的胃痛胀满、消化不良、便秘、痛经。故82题选E。开胃健脾丸的功能是健脾和胃,主治脾胃虚弱、中气不和所致的泄泻、痞满,症见食欲不振、嗳气吞酸、腹胀泄泻;消化不良见上述证候者。故83题选A。小柴胡颗粒的功能是解表散热,疏肝和胃,主治外感病邪犯少阳证,症见寒热往来、胸胁苦满、食欲不振、心烦喜呕、口苦咽干。理中丸的功能是温中散寒、健胃,主治脾胃虚寒,呕吐泄泻,胸满腹痛,消化不良。

[87~89]解析:八正合剂的功能是清热,利尿,通淋。故87题选B。癃闭舒胶囊的功能是益肾活血,清热通淋。故88题选D。癃清片的功能是清热解毒,凉血通淋。故89题选A。清热解毒,利湿退黄是茵栀黄颗粒的功能。清湿热,利小便是茵陈五苓丸的功能。

[90~92]解析:如意金黄散主治热毒瘀滞肌肤所致的疮疡肿痛、丹毒流注,症见肌肤红、肿、热、痛,亦可用于跌打损伤。故90题选B。生肌玉红膏主治热毒壅盛所致的疮疡,症见疮面色鲜、脓腐将尽,或久不收口,亦用于乳痈。故91题选D。紫草膏主治热毒蕴结所致的溃疡,症见疮面疼痛、疮色鲜活、脓腐将尽。故92题选A。拔毒生肌散主治热毒内蕴所致的溃疡,症见疮面脓液稠厚、腐肉未脱、久不生肌。当归苦参丸主治湿热瘀阻所致的粉刺、酒齄,症见颜面、胸背粉刺疙瘩、皮肤红赤发热,或伴脓头、硬结,酒齄鼻、鼻赤。

[99~100]解析:云南白药的注意事项是孕妇禁用。妇女月经期及哺乳期慎用。运动员慎用。过敏体质及有用本品过敏史者慎用。服药1日内,忌食蚕豆、鱼类及酸冷食物。外用前必须清洁创面。用药后如出现过敏反应,应立即停用,并视症状轻重给予抗过敏治疗,若外用可先清除药物。故99题选B。活血止痛散的注意事项是孕妇禁用。宜在饭后半小时服用。脾胃虚弱者慎用。不宜大剂量使用。妇女月经期及哺乳期慎用。服药期间忌生冷、油腻食物。故100题选D。七厘散的注意事项是应在医师指导下使用。孕妇禁用。骨折、脱臼者宜先手法复位再用本品治疗。不宜过量服用或长期服用。饭后服用可减轻肠胃反应。皮肤过敏者不宜使用。舒筋活血

片的注意事项是孕妇忌服。妇女月经期慎服。因所用的香加皮含强心苷而有毒,故不宜过量服用或持久服用,禁与含强心苷类的西药同用。接骨丸的注意事项是所含马钱子粉有大毒,故应在医师指导下使用。孕妇禁用。骨折、脱白者应先复位再用本品治疗。切勿过量服用或持久服用。

101.解析:枸杞子的功效是滋补肝肾,明目,润肺。滋肾补肝,清虚热,明目乌发是女贞子的功效。滋阴潜阳,益肾健骨,养血补心,凉血止血是龟甲的功效。滋阴潜阳,退热除蒸,软坚散结是鳖甲的功效。滋阴降火,清肺润燥,润肠通便是天冬的功效。故本题选 A。

102.解析:菟丝子的功效是补阳益阴,固精缩尿,明目止泻,安胎,生津。锁阳的功效是补肾阳,益精血,润肠通便。骨碎补的功效是补肾,活血,止痛,续伤。冬虫夏草的功效是益肾补肺,止血化痰。核桃仁的功效是补肾,温肺,润肠。故本题选 A。

104.解析:更年安片主治肾阴虚所致的绝经前后诸证,症见烘热出汗、眩晕耳鸣、手足心热、烦躁不安;更年期综合征见上述证候者。安坤颗粒主治阴虚血热所致的月经先期、月经量多、经期延长,症见月经期提前、经量较多、行经天数延长、经色红质稀、腰膝酸软、五心烦热;放节育环后出血见上述证候者。少腹逐瘀丸主治寒凝血瘀所致的月经后期、痛经、产后腹痛,症见行经后错、经行小腹冷痛、经血紫暗、有血块、产后小腹疼痛喜热、拒按。七制香附丸主治气滞血虚所致的痛经、月经量少、闭经,症见胸胁胀痛、经行量少、行经小腹胀痛、经前双乳胀痛、经水数月不行。益母草颗粒主治血瘀所致的月经不调、产后恶露不绝,症见经水量少、淋漓不净,产后出血时间过长;产后子宫复旧不全见上述证候者。故本题选 B。

107.解析:排石颗粒的注意事项是双肾结石或结石直径≥1.5cm,或结石嵌顿时间长的病例慎用,或根据需要配合其他治疗方法。故本题选 A。

108.解析:肾炎康复片主治气阴两虚,脾肾不足,水湿内停所致的体虚浮肿,症见神疲乏力、腰膝酸软、面目四肢浮肿、头晕耳鸣;慢性肾炎蛋白尿、血尿见上述证候者。萆薢分清丸主治肾不化气、清浊不分所致的白浊、小便频数。茵陈五苓丸主治肝胆湿热、脾肺郁结所致的黄疸,症见身目发黄、脘腹胀

满、小便不利。肾炎四味片主治湿热内蕴兼气虚所致的水肿,症见浮肿、腰痛、乏力、小便不利;慢性肾炎见上述证候者。茵栀黄口服液主治肝胆湿热所致的黄疸,症见面目悉黄、胸胁胀痛、恶心呕吐、小便黄赤;急、慢性肝炎见上述证候者。故本题选 D。

109.解析:癃闭舒胶囊主治肾气不足、湿热瘀阻所致的癃闭,症见腰膝酸软、尿频、尿急、尿痛、尿线细,伴小腹拘急疼痛;前列腺增生症见上述证候者。三金片主治下焦湿热所致的热淋,症见小便短赤、淋漓涩痛、尿急频数;急性肾盂肾炎、慢性肾盂肾炎、膀胱炎、尿路感染见上述证候者;慢性非细菌性前列腺炎肾虚湿热下注证。癃清片主治下焦湿热所致的热淋,症见尿频、尿急、尿痛、腰痛、小腹坠胀;亦用于慢性前列腺炎之湿热蕴结兼瘀血证,症见小便频急,尿后余沥不尽、尿道灼热、会阴、少腹、腰骶部疼痛或不适等。五苓散主治阳不化气、水湿内停所致的水肿,症见小便不利、水肿腹胀、呕逆泄泻、渴不思饮。八正合剂主治湿热下注所致的淋证,症见小便短赤、淋漓涩痛、口燥咽干等。故本题选 C。

110.解析:济生肾气丸主治肾阳不足、水湿内停所致的肾虚水肿、腰膝酸重、小便不利、痰饮咳喘。故本题选 A。

111.解析:牡蛎的主治病证包括阴虚阳亢之头晕目眩,阴虚动风;烦躁不安,心悸失眠;瘰疬痰核、癥瘕积聚;自汗,盗汗,遗精,带下,崩漏;胃痛泛酸。故本题选 ABC。

114.解析:防风通圣丸主治外寒内热,表里俱实,恶寒壮热,头痛咽干,小便短赤,大便秘结,瘰疬初起,风疹湿疮。风温肺热,卫气同病是双清口服液的主治。故本题选 ABCE。

116.解析:甘草主治心气虚之心动悸、脉结代,脾虚乏力、食少便溏,咳嗽气喘,疮痈肿毒,食物或药物中毒,脘腹或四肢挛急疼痛,调和诸药。故本题选 ABCDE。

117.解析:磁石的主治病证包括心神不宁,心悸失眠,惊风癫痫;肝阳上亢,头晕目眩;耳鸣,耳聋,目昏;肾虚喘促。故本题选 ABCDE。

120.解析:北沙参主治肺热燥咳,阴虚劳嗽咯血,阴伤津亏之舌干口渴。肺虚燥咳,劳嗽久咳是黄精的主治。血虚萎黄,头晕心慌是党参的主治。表虚自汗是白术的主治。故本题选 AC。

押题秘卷(三)答案

1. E	2. C	3. E	4. B	5. A	6. B	7. B	8. C	9. A	10. B
11. D	12. A	13. B	14. C	15. A	16. E	17. D	18. C	19. E	20. E
21. D	22. E	23. C	24. B	25. E	26. D	27. B	28. D	29. B	30. B
31. B	32. C	33. E	34. B	35. D	36. A	37. C	38. C	39. D	40. B
41. A	42. B	43. E	44. D	45. A	46. E	47. C	48. A	49. B	50. E
51. A	52. C	53. E	54. A	55. B	56. A	57. B	58. C	59. D	60. E
61. B	62. D	63. C	64. A	65. C	66. D	67. B	68. D	69. D	70. C
71. D	72. D	73. A	74. A	75. C	76. D	77. B	78. D	79. A	80. B
81. C	82. A	83. C	84. B	85. E	86. A	87. C	88. B	89. A	90. E
91. B	92. A	93. E	94. A	95. D	96. B	97. E	98. E	99. C	100. D
101. E	102. A	103. E	104. A	105. C	106. B	107. A	108. A	109. D	110. B

111. ABDE	112. ABCDE	113. ABCD	114. ABCD	115. AE
116. ABD	117. ABCD	118. AB	119. ABC	120. ACE

押题秘卷(三)解析

1.解析:麻黄的功效是发汗解表,宣肺平喘,利水消肿。止呕是生姜的功效。安胎、行气是紫苏的功效。止痒是荆芥的功效。故本题选 E。

3.解析:大黄功效为泻下攻积,清热泻火,解毒止血,活血祛瘀。故本题选 E。

4.解析:五加皮的功效是祛风湿,补肝肾,强筋骨,利水。威灵仙的功效是祛风湿,通经络,消痰水,治骨鲠。桑枝的功效是祛风通络,利水。伸筋草的功效是祛风除湿,舒筋通络,活血消肿。海风藤的功效是祛风湿,通经络。故本题选 B。

5.解析:苍术能燥湿健脾,为治湿阻中焦证之要药,寒湿困脾者尤宜;走四肢肌表,祛寒湿而除痹、发表,为治风寒湿痹及表证夹湿所常用。厚朴入脾、胃、大肠经,既除胃肠之湿滞、食积,又理胃肠之气滞,故为治湿阻、食积、气滞所致的脘腹胀满之要药;入肺经,能降气、除痰湿而平喘,为治咳喘痰多所常用。草豆蔻善祛脾胃之湿浊寒邪,理中焦之气机,凡脾胃湿阻及气滞病皆可应用,兼寒者尤宜。佩兰既善治湿阻中焦、脾经湿热,又可治暑湿及湿温初起,为治湿热脾瘅口甜腻或口臭多涎之良药。草果能燥湿散寒、除痰截疟,凡寒湿阻滞脾胃及湿浊瘴气所致的疟疾等病证,皆可酌选。故本题选 A。

8.解析:逐瘀通脉胶囊主治血瘀所致的眩晕,症见头晕、头痛、耳鸣、舌质暗红、脉沉涩;高血压、脑梗死、脑动脉硬化等病见上述证候者。朱砂安神丸主治心火亢盛、阴血不足证,症见心神烦乱、失眠多梦、心悸不宁、舌尖红、脉细数。附子理中丸主治脾胃虚寒所致的脘腹冷痛、呕吐泄泻、手足不温。礞石滚痰丸主治痰火扰心所致的癫狂惊悸,或喘咳痰稠、大便秘结。故本题选 C。

10.解析:强力枇杷露含有毒的罂粟壳,故孕妇禁用,不可过量服用或久用。川贝止咳露的注意事项是风寒咳嗽者慎用。服药期间,忌烟、酒及辛辣食物。蛇胆川贝散的注意事项是孕妇、痰湿犯肺或久咳不止者慎用。服药期间,忌食辛辣、油腻食物,忌吸烟、饮酒。橘红丸的注意事项是孕妇、气虚咳喘及阴虚燥咳者慎用。服药期间,忌食

辛辣、油腻食物。二母宁嗽丸的注意事项是风寒咳嗽者慎用。服药期间,忌食辛辣及牛肉、羊肉、鱼等食物。故本题选 B。

12.解析:浮小麦的功效是益气,除热止汗。白芍的功效是养血调经,敛阴止汗,柔肝止痛,平抑肝阳。麻黄根的功效是收敛止汗。刺五加的功效是补气健脾,益肾强腰,养心安神,活血通络。山茱萸的功效是补益肝肾,收敛固脱。故本题选 A。

14.解析:桃仁的功效是活血祛瘀,润肠通便,止咳平喘。川芎的功效是活血行气,祛风止痛。丹参的功效是活血祛瘀,通经止痛,清心除烦,凉血消痈。白前的功效是降气祛痰止咳。葶苈子的功效是泻肺平喘,利水消肿。故本题选 C。

17.解析:四物合剂的功能是补血调经。滋阴补肾是六味地黄丸的功能。补养气血是当归补血口服液的功能。滋阴降火是大补阴丸的功能。滋肾养肝是杞菊地黄丸的功能。故本题选 D。

18.解析:香连化滞丸主治大肠湿热所致的痢疾,症见大便脓血、里急后重、发热腹痛。茵陈五苓丸主治肝胆湿热、脾肺郁结所致的黄疸,症见身目发黄、脘腹胀满、小便不利。三金片主治下焦湿热所致的热淋,症见小便短赤、淋漓涩痛、尿急频数;急性肾盂肾炎、慢性肾盂肾炎、膀胱炎、尿路感染见上述证候者;慢性非细菌性前列腺炎肾虚湿热下注证。八正合剂主治湿热下注所致的淋证,症见小便短赤、淋漓涩痛、口燥咽干等。萆薢分清丸主治肾不化气、清浊不分所致的白浊、小便频数。故本题选 C。

20.解析:蒺藜的功效是平肝,疏肝,祛风明目,散风止痒。安神定惊是珍珠母的功效。故本题选 E。

21.解析:荆防颗粒主治外感风寒夹湿所致的感冒,症见头身疼痛、恶寒无汗、鼻塞流涕、咳嗽。风热感冒是银翘解毒丸的主治。暑湿感冒是保济丸的主治。参苏丸主治身体虚弱,感受风寒所致的感冒,症见恶寒发热、头痛鼻塞、咳嗽痰多、胸闷呕逆、乏力气短。胃肠型感冒是荆防颗粒的主治。

故本题选 D。

25. 解析：涌吐药适用于误食毒物，停留胃中，未被吸收；或宿食停滞不化，尚未入肠，脘部胀痛；或痰涎壅盛，阻碍呼吸，以及癫痫发狂等。故本题选 E。

27. 解析：麦芽的功效为消食和中，回乳，疏肝。消食化积，活血散瘀是山楂的功效。运脾消食，固精止遗是鸡内金的功效。消食除胀，降气化痰是莱菔子的功效。消食和中，健脾开胃是稻芽的功效。故本题选 B。

30. 解析：麝香的用量为内服 0.03～0.1g。故本题选 B。

32. 解析：葛根芩连丸主治湿热蕴结所致的泄泻腹痛、便黄而黏、肛门灼热，以及风热感冒所致的发热恶风、头痛身痛。双清口服液主治风温肺热，卫气同病，症见发热、微恶风寒、咳嗽、痰黄、头痛、口渴、舌红苔黄或黄白苔相兼、脉浮滑或浮数；急性支气管炎见上述证候者。板蓝根颗粒主治肺胃热盛所致的咽喉肿痛、口咽干燥、腮部肿胀；急性扁桃体炎、腮腺炎见上述证候者。牛黄上清丸主治热毒内盛、风火上攻所致的头痛眩晕、目赤耳鸣、咽喉肿痛、口舌生疮、牙龈肿痛、大便燥结。牛黄解毒丸主治火热内盛所致的咽喉肿痛、牙龈肿痛、口舌生疮、目赤肿痛。故本题选 C。

33. 解析：砂仁的主治病证是湿阻中焦证，脾胃气滞证，脾胃虚寒吐泻，妊娠恶阻，气滞胎动不安。故本题选 E。

35. 解析：龙胆泻肝丸的功效是清肝胆，利湿热。清热解毒，凉血利咽是板蓝根颗粒的功效。清热泻火，利尿通便是导赤丸的功效。清热解毒，消肿止痛是芩连片的功效。清肝利肺，降逆除烦是黛蛤散的功效。故本题选 D。

36. 解析：四逆汤主治阳虚欲脱，冷汗自出，四肢厥逆，下利清谷和脉微欲绝等。故本题选 A。

37. 解析：香砂养胃颗粒的功能是温中和胃。疏肝清热是加味逍遥丸的功能。活血调经是益母草颗粒的功能。温中健脾是附子理中丸的功能。温胃理气是良附丸的功能。故本题选 C。

40. 解析：白带丸的功能是清热，除湿，止带。妇科千金片的功能是清热除湿，益气化瘀。妇炎平胶囊的功能是清热解毒，燥湿止带，杀虫止痒。

花红颗粒的功能是清热解毒，燥湿止带，祛瘀止痛。消糜栓的功能是清热解毒，燥湿杀虫，祛腐生肌。故本题选 B。

[41～43]解析：石膏配知母清热泻火、滋阴生津力更强，既治热病气分高热证，又治肺胃火热伤津证。故 41 题选 A。知母配黄柏清热降火坚阴，治阴虚火旺效佳。故 42 题选 B。知母配川贝母既滋阴润肺，又清热化痰，善治阴虚劳嗽、燥热咳嗽。故 43 题选 E。

[44～45]解析：白芷主治外感风寒或表证夹湿兼见头痛鼻塞者、阳明头痛、眉棱骨痛、鼻渊头痛、牙痛、风寒湿痹、寒湿带下、疮疡肿毒。故 44 题选 D。羌活主治风寒表证、表证夹湿、太阳头痛、风寒湿痹。故 45 题选 A。荆芥主治风寒表证、风热表证、麻疹透发不畅、风疹瘙痒、疮疡初起有表证者；荆芥炭主治衄血、吐血、便血、崩漏等证。藁本主治风寒表证、表证夹湿、颠顶头痛、风寒湿痹。桂枝主治风寒表虚有汗、风寒表实无汗、风寒湿痹、经寒血滞之月经不调、痛经、闭经、癥瘕、胸痹作痛、阳虚心悸、虚寒腹痛、阳虚水肿、痰饮证。

[46～47]解析：二母宁嗽丸的功能是清肺润燥，化痰止咳，故 46 题选 E。强力枇杷露的功能是清热化痰，敛肺止咳，故 47 题选 C。止咳化痰，降气平喘是桂龙咳喘宁胶囊的功能。清肺止咳，化痰通便是清肺抑火丸的功能。清热化痰，宣肺止咳是急支糖浆的功能。

[50～52]解析：藜芦的功效是涌吐风痰，杀虫疗癣。故 50 题选 E。沉香的功效是行气止痛，温中止呕，温肾纳气。故 51 题选 A。乌药的功效是行气止痛，温肾散寒。故 52 题选 C。健脾消食是木香的功效。燥湿化痰是陈皮的功效。

[56～58]解析：小儿热速清口服液主治小儿外感风热所致的感冒，症见高热、头痛、咽喉肿痛、鼻塞流涕、咳嗽、大便干结，故 56 题选 A。儿感清口服液主治小儿外感风寒，肺胃蕴热证，症见发热恶寒、鼻塞流涕、咳嗽有痰、咽喉肿痛、口渴，故 57 题选 B。小儿化毒散主治热毒内蕴、毒邪未尽所致的口疮肿痛、疮疡溃烂、烦躁口渴、大便秘结，故 58 题选 C。小儿咽扁颗粒主治小儿肺卫热盛所致的喉痹、乳蛾，症见咽喉肿痛、咳嗽痰盛、口舌糜烂；急性咽炎、急性扁桃体炎见上述证候者。解肌宁

嗽丸主治外感风寒、痰浊阻肺所致的小儿感冒发热、咳嗽痰多。

[63~64]解析:地榆的功效是凉血止血,解毒敛疮。故63题选C。小蓟的功效是凉血止血,散瘀消痈。故64题选A。收敛止血,消肿生肌是白及的功效。化瘀止血,活血定痛是三七的功效。凉血祛瘀,止血通经是茜草的功效。

[67~68]解析:速效救心丸的功能是行气活血,祛瘀止痛。增加冠脉血流量,缓解心绞痛。故67题选B。冠心苏合滴丸的功能是理气、宽胸、止痛。故68题选D。活血祛瘀,行气止痛是血府逐瘀口服液的功能。散瘀止痛,消肿止痛是三七片的功能。益气活血,通络止痛是通心络胶囊的功能。

[71~73]解析:乳香的功效是活血止痛,消肿生肌。故71题选D。没药的功效是活血止痛,消肿生肌。故72题选D。姜黄的功效是破血行气,行经止痛。故73题选A。活血止痛,化瘀止血,蛇虫毒是五灵脂的功效。破血通经,散瘀止痛,消食化积是刘寄奴的功效。活血定痛,化瘀止血,生肌敛疮是血竭的功效。

[77~78]解析:五味子的功效是收敛固涩,益气生津,滋肾宁心。故77题选B。海螵蛸的功效是收敛止血,固精止带,制酸止痛,收湿敛疮。故78题选D。生津安蛔是乌梅的功效。温中止痛是炮姜的功效。涩肠温中是肉豆蔻的功效。

[82~83]解析:木瓜丸的功能是祛风散寒,除湿通络。故82题选A。风湿骨痛丸的功能是温经散寒,通络止痛。故83题选C。祛风散寒,化痰除湿,活血止痛是小活络丸的功能。清热利湿是四妙丸的功能。活血通络,散风止痛是颈复康颗粒的功能。

[87~89]解析:茵陈五苓丸功能为清湿热,利小便,故87题选C。肾炎四味片功能为清热利尿,补肾健脾,故88题选B。三金片功能为清热解毒,利湿通淋,益肾,故89题选A。温阳化气、利湿行水是五苓散的功能。疏风散寒,解表清热是感冒清热颗粒的功能。

[90~92]解析:八珍益母丸的功能是益气养血,活血调经,故90题选E。千金止带丸的功能是健脾补肾,调经止带,故91题选B。宫血宁胶囊的功能是凉血止血,清热除湿,化瘀止痛,故92题选A。舒肝理气,养血调经是七制香附丸的功能。疏肝清热,健脾养血是加味逍遥丸的功能。

[93~95]解析:竹茹的功效为清热化痰,除烦止呕,安胎,故93题选E。白附子的功效为燥湿化痰,祛风止痉,解毒散结,故94题选A。芥子的功效为温肺祛痰,利气散结,通络止痛,故95题选D。清热化痰,散结消肿是浙贝母的功效。止咳平喘,润肠通便是紫苏子的功效。

101.解析:黄连的功效是清热燥湿,泻火解毒。故本题选E。

103.解析:白头翁的功效是清热解毒,凉血止痢。龙胆的功效是清热燥湿,泻肝胆火。苦参的功效是清热燥湿,泻肝胆火。紫草的功效是凉血活血,解毒透疹。白鲜皮的功效是清热解毒,祛风燥湿,止痒。故本题选E。

105.解析:正柴胡饮颗粒的功能是发散风寒,解热止痛。疏风解表,清热解毒是银翘解毒丸的功能。发汗解表,祛风散寒是表实感冒颗粒的功能。解肌发表,调和营卫是桂枝合剂的功能。疏风解表,清热解毒是双黄连合剂的功能。故本题选C。

108.解析:生化丸中方中当归甘温补润,辛温行散,善补血活血、祛瘀生新、调经止痛,故为君药。川芎辛香行散温通,入血走气,善活血祛瘀、行气止痛;桃仁苦能泄降,甘润多脂,性平不偏,善活血通经、祛瘀生新。二药相合,善活血祛瘀止痛,以助君药,故为臣药。干姜炒炭即为炮姜,其苦涩温敛,微辛兼散,善温经散寒止痛,故为佐药。甘草甘补和缓,平而偏温,既补中缓急,又调和诸药,故为使药。故本题选A。

110.解析:通乳颗粒的功能是益气养血,通络下乳。补气养血,祛瘀生新是产复康颗粒的功能。舒肝养血,通乳是下乳涌泉散的功能。补气益血是八珍颗粒的功能。温补气血是十全大补丸的功能。故本题选B。

111.解析:平肝息风药主治肝阳上亢之头晕目眩、肝风内动、癫痫抽搐、小儿惊风、破伤风等证。故本题选ABDE。

112.解析:天麻主治肝阳上亢之头痛眩晕;虚风内动,急慢惊风,癫痫抽搐,破伤风;风湿痹痛,肢体麻木,手足不遂。故本题选 ABCDE。

113.解析:钩藤甘缓平和,微寒清泄,质轻疏透,主入肝经,兼入心包。善平肝阳、息肝风、清肝热,兼散肝经之热。主治阳亢头晕目眩、肝热头痛头胀及惊痫抽搐。既平肝息风、清肝明目,又凉血解毒是羚羊角的性能特点。故本题选 ABCD。

117.解析:龙骨主治心神不安,心悸失眠,惊痫,癫狂;肝阳上亢之烦躁易怒、头晕目眩;自汗,盗汗,遗精,带下,崩漏;湿疮湿疹,疮疡溃后不敛。故本题选 ABCD。

120.解析:楮实子的功效是滋阴益肾,清肝明目,利尿。凉血止血是墨旱莲的功效。养阴润肺是哈蟆油的功效。故本题选 ACE。

押题秘卷(四)答案

1. E	2. D	3. D	4. C	5. B	6. E	7. C	8. E	9. B	10. B
11. E	12. D	13. C	14. A	15. A	16. C	17. B	18. B	19. E	20. C
21. C	22. A	23. D	24. D	25. B	26. B	27. C	28. A	29. C	30. A
31. B	32. B	33. D	34. B	35. A	36. B	37. A	38. C	39. B	40. C
41. C	42. D	43. B	44. E	45. D	46. B	47. E	48. B	49. E	50. C
51. D	52. A	53. C	54. A	55. D	56. E	57. B	58. C	59. E	60. D
61. D	62. A	63. A	64. C	65. B	66. D	67. E	68. B	69. B	70. C
71. E	72. C	73. D	74. B	75. D	76. C	77. B	78. A	79. B	80. C
81. D	82. E	83. C	84. A	85. C	86. E	87. D	88. A	89. E	90. A
91. D	92. E	93. A	94. E	95. D	96. C	97. E	98. B	99. A	100. C
101. B	102. E	103. E	104. A	105. D	106. A	107. D	108. A	109. D	110. B

111. ABCDE	112. ABCDE	113. BDE	114. ABCE	115. ABCDE
116. ABCE	117. DE	118. ABD	119. ABCDE	120. ABDE

押题秘卷(四)解析

1.解析:麻黄辛温,功善宣肺平喘、发汗解表;石膏辛甘性寒,功善清热泻火、除烦解肌。两药相配,清肺平喘,兼透表热,治肺热咳喘效佳。故本题选E。

3.解析:芦荟的功效是泻下,清肝,杀虫。番泻叶的功效是泻热通便,消积健胃。虎杖的功效是利湿退黄,清热解毒,活血祛瘀,化痰止咳,泻下通便。大黄的功效是泻下攻积,清热泻火,解毒止血,活血祛瘀。故本题选D。

4.解析:威灵仙善祛风湿、通经络,兼消痰水或软坚。最宜风湿痹痛、拘挛麻木、屈伸不利兼寒者,并治痰饮积聚。古云能"软骨",善治骨鲠咽喉,并配糖、醋等同煎服。故本题选C。

6.解析:通草的功效是利水清热,通气下乳。利尿通淋,祛风止痒是地肤子的功效。利尿通淋,清心除烦是灯心草的功效。清热除湿,利尿通淋是广金钱草的功效。利尿通淋,杀虫止痒是萹蓄的功效。故本题选E。

7.解析:干姜主治脾胃受寒或虚寒所致的腹痛、呕吐、泄泻;亡阳欲脱;寒饮咳喘。细辛主治风寒表证(尤损鼻塞、头痛、肢体疼痛较甚者),阳虚外感;鼻渊头痛;头风头痛,牙痛,风寒湿痹痛;寒饮咳喘。丁香主治中寒呃逆、呕吐、泄泻,脘腹冷痛;肾阳虚之阳痿、宫冷。吴茱萸主治中寒肝逆之头痛、吐涎沫;寒湿脚气肿痛,或上冲入腹之腹胀、困闷欲死;寒疝腹痛,经寒痛经;呕吐吞酸;虚寒腹痛泄泻。黄连主治湿热痞满、呕吐、泻痢、黄疸;热病高热、烦躁、神昏,内热心烦不寐,胃火牙痛、口舌生疮;肝火犯胃之呕吐吞酸;血热妄行吐衄,痈疽肿毒,目赤肿痛,耳道疖肿,湿热疮疹。故本题选C。

9.解析:小柴胡颗粒的功能是解表散热,疏肝和胃。参苏丸的功能是益气解表,疏风散寒,祛痰止咳。板蓝根颗粒的功能是清热解毒,凉血利咽。三金片的功能是清热解毒,利湿通淋,益肾。银翘解毒丸的功能是疏风解表,清热解毒。故本题选B。

12.解析:干漆的功效是破血祛瘀,杀虫。破血逐瘀,通经是水蛭的功效。活血消癥,消肿排脓是穿山甲的功效。散瘀止痛,接骨疗伤是自然铜的功

效。活血祛瘀,消肿止痛是苏木的功效。故本题选D。

13.解析:川芎茶调散主治外感风邪所致的头痛,或有恶寒、发热、鼻塞。四逆散主治肝气郁结、肝脾不和所致的胁痛、痢疾,症见脘腹胁痛、热厥手足不温、泻痢下重。正天丸主治外感风邪、瘀血阻络、血虚失养、肝阳上亢引起的偏头痛、紧张性头痛、神经性头痛、颈椎病型头痛、经前头痛。蛇胆川贝散主治肺热咳嗽,痰多。芎菊上清丸主治外感风邪引起的恶风身热、偏正头痛、鼻流清涕、牙痛喉痛。故本题选C。

14.解析:川芎上行头颠,下走血海,内行血气,外散风寒。活血力强,治血瘀气滞诸痛,兼寒者最宜,被前人誉为"血中之气药"。治多种头痛,属风寒、血瘀者最佳;属风热、风湿、血虚者,亦可选,故前人有"头痛不离川芎"之言。故本题选A。

16.解析:三金片主治下焦湿热所致的热淋,症见小便短赤、淋漓涩痛、尿急频数;急性肾盂肾炎、慢性肾盂肾炎、膀胱炎、尿路感染见上述证候者;慢性非细菌性前列腺炎肾虚湿热下注证。保济丸主治暑湿感冒,症见发热头痛、腹痛腹泻、恶心呕吐、肠胃不适;亦可用于晕车晕船。参苏丸主治身体虚弱,感受风寒所致的感冒,症见恶寒发热、头痛鼻塞、咳嗽痰多、胸闷呕逆、乏力气短。荆防颗粒主治外感风寒夹湿所致的感冒,症见头身疼痛、恶寒无汗、鼻塞流涕、咳嗽。九味羌活丸主治外感风寒夹湿所致的感冒,症见恶寒、发热、无汗、头重而痛、肢体酸痛。故本题选C。

18.解析:藿香正气水的注意事项是孕妇及风热感冒者慎用。服藿香正气水后不得驾驶机、车、船,从事高空作业、机械作业及操作精密仪器。对藿香正气水及乙醇过敏者禁用,过敏体质者慎用。表实感冒颗粒的注意事项是风热感冒及寒郁化热明显者忌用。因含麻黄,故高血压、心脏病者慎服。桑菊感冒片的注意事项是风寒外感者慎用。银翘解毒丸的注意事项是孕妇及风寒感冒者慎用。故本题选B。

21.解析:清暑益气丸主治中暑受热,气津两

伤,症见头晕身热、四肢倦怠、自汗心烦、咽干口渴。六合定中丸主治夏伤暑湿,宿食停滞,寒热头痛,胸闷恶心,吐泻腹痛。六一散主治感受暑湿所致的发热、身倦、口渴、泄泻、小便黄少;外用治痱子。紫金锭主治中暑,脘腹胀痛,恶心呕吐,痢疾泄泻,小儿痰厥;外治疗疮疖肿,痄腮,丹毒,喉风。十滴水主治中暑,症见头晕、恶心、腹痛、胃肠不适。故本题选C。

22.解析:防风通圣丸中麻黄、荆芥穗、防风、薄荷四药相合,既使外邪从汗而解,又散风止痒,故为君药。大黄、芒硝、滑石、栀子四药相合,既清热泻火,使里热从内而解,又通利二便,使里热从二便分消。石膏、黄芩、连翘、桔梗四药合用,善清热泻火、解毒散结,兼透散表邪而助君药。凡此八药,共为臣药。当归、白芍、川芎、炒白术四药相合,既养血活血、健脾和中,又祛风除湿,与君臣药同用,则发汗而不伤正,清下而不伤里,从而达到疏风解表、泻热通便之效,故为佐药。甘草甘补和缓,平而偏凉,伍桔梗能清热解毒利咽,并调和诸药,故为使药。故本题选A。

24.解析:大黄苦寒,功善泻热通便、攻积导滞;巴豆辛热,功善峻下冷积;干姜辛热,功善温中散寒。三药相配,巴豆得大黄,其泻下之力变缓和而持久;大黄得巴豆,其寒性可去;再加温中散寒之干姜,以助散寒之力。故善治寒积便秘。故本题选D。

26.解析:增液口服液主治高热后,阴津亏损所致的便秘,症见大便秘结,兼见口渴咽干、口唇干燥、小便短赤、舌红少津。舟车丸主治水停气滞所致的水肿,症见蓄水腹胀、四肢浮肿、胸腹胀满、停饮喘急、大便秘结、小便短少。当归龙荟丸主治肝胆火旺所致的心烦不宁、头晕目眩、耳鸣耳聋、胁肋疼痛、脘腹胀痛、大便秘结。九制大黄丸主治胃肠积滞所致的便秘、湿热下痢、口渴不休、停食停水、胸热心烦、小便赤黄。通便灵胶囊主治热结便秘,长期卧床便秘,一时性腹胀便秘,老年习惯性便秘。故本题选B。

28.解析:黛蛤散主治肝火犯肺所致的头晕耳鸣、咳嗽吐衄、痰多黄稠、咽膈不利、口渴心烦等。清胃黄连丸主治肺胃火盛所致的口舌生疮,齿龈、咽喉肿痛。新雪颗粒主治外感热病,热毒壅盛证。一清胶囊主治火毒血热所致的身热烦躁、目赤口

疮、咽喉及牙龈肿痛、大便秘结、吐血、咯血、衄血、痔血;咽炎、扁桃体炎、牙龈炎等。黄连上清丸主治风热上攻,肺胃热盛所致的头晕目眩,暴发火眼,牙齿疼痛,口舌生疮,咽喉肿痛,耳痛耳鸣,大便秘结,小便短赤。故本题选A。

30.解析:冰片,内服入丸散,0.15～0.3g,不入煎剂。故本题选A。

32.解析:香砂平胃丸能理气化湿、和胃止痛。良附丸的功能是温胃理气。小建中合剂的功能是温中补虚,缓急止痛。香砂养胃颗粒的功能是温中和胃。附子理中丸的功能是温中健脾。故本题选B。

34.解析:刺五加的功效是补气健脾,益肾强腰,养心安神,活血通络。故本题选B。

37.解析:万氏牛黄清心丸主治热入心包、热盛动风证,症见高热烦躁、神昏谵语及小儿高热惊厥。苏合香丸主治痰迷心窍所致的痰厥昏迷、中风偏瘫、肢体不利,以及中暑、心胃气痛。清开灵口服液主治外感风热时毒、火毒内盛所致的高热不退、烦躁不安、咽喉肿痛、舌质红绛、苔黄、脉数;上呼吸道感染、病毒性感冒、急性化脓性扁桃体炎、急性咽炎、急性气管炎、高热等属上述证候者。紫雪散主治热入心包、热动肝风证,症见高热烦躁、神昏谵语、惊风抽搐、斑疹吐衄、尿赤便秘。橘贝半夏颗粒主治痰气阻肺、咳嗽痰多、胸闷气急。故本题选A。

38.解析:雄黄煅后生成三氧化二砷而使其毒性剧增,故入药忌火煅。故本题选C。

39.解析:缩泉丸主治肾虚所致的小便频数、夜间遗尿。玉屏风胶囊主治表虚不固所致的自汗。金锁固精丸主治肾虚不固所致的遗精滑泄、神疲乏力、四肢酸软、腰酸耳鸣。四神丸主治肾阳不足所致的泄泻。固本益肠片主治脾肾阳虚所致的泄泻。故本题选B。

[41～43]解析:射干的功效为清热解毒,祛痰利咽,散结消肿,故41题选C。木蝴蝶的功效为清热利咽,疏肝和胃,故42题选D。板蓝根的功效为清热解毒,凉血,利咽,故43题选B。

[44～45]解析:辛夷的功效为散风寒,通鼻窍,故44题选E。藁本的功效为发表散寒,祛风胜湿,止痛,故45题选D。发汗解表,和中化湿是香薷的功效。发表散寒,行气宽中是紫苏的功效。祛风散

寒,温肺化饮是细辛的功效。

[46~47]解析:龟鹿二仙膏的功能为温肾补精,补气养血,故46题选B。十全大补丸的功能为温补气血,故47题选E。温肾纳气是苏子降气丸的功能。健脾补肾是固本咳喘片的功能。涩精止遗是七味都气丸的功能。

[48~50]解析:薯蓣丸主治气血两虚,脾肺不足所致的虚劳、胃脘痛、痹病、闭经、月经不调。故48题选B。生脉饮主治气阴两亏,心悸气短,脉微自汗。故49题选E。河车大造丸主治肺肾两亏,虚劳咳嗽,骨蒸潮热,盗汗遗精,腰膝酸软。故50题选C。阴虚火旺是知柏地黄丸的主治。肝肾阴亏是杞菊地黄丸的主治。

[56~58]解析:小儿泻速停颗粒主治小儿湿热蕴结大肠所致的泄泻,症见大便稀薄如水样、腹痛、纳差;小儿秋季腹泻及迁延性、慢性腹泻见上述证候者。故56题选E。健脾康儿片主治脾胃气虚所致的泄泻,症见腹胀便泻、面黄肌瘦、食少倦怠、小便短少。故57题选B。肥儿丸主治小儿消化不良,虫积腹痛,面黄肌瘦,食少腹胀泄泻。故58题选C。小儿化毒散主治热毒内蕴、毒邪未尽所致的口疮肿痛、疮疡溃烂、烦躁口渴、大便秘结。止泻灵颗粒主治脾胃虚弱所致的泄泻、大便溏泄、饮食减少、腹胀、倦怠懒言;慢性肠炎见上述证候者。

[59~60]解析:清音丸的功能为清热利咽,生津润燥,故59题选E。桂林西瓜霜的功能为清热解毒,消肿止痛,故60题选D。清热润肺,化痰止咳是蜜炼川贝枇杷膏的功能。疏风清热,解毒利咽是清咽滴丸的功能。清热解毒,消肿利咽,化腐止痛是六神丸的功能。

[63~64]解析:小蓟主治血热尿血、血淋、咳血、衄血、吐血、崩漏,外伤出血,热毒痈肿。故63题选A。炮姜主治虚寒性吐血、便血、崩漏等证,脾胃虚寒腹痛、吐泻等。故64题选C。

[65~66]解析:瓜蒌皮长于清肺化痰,利气宽胸;瓜蒌仁长于润肺化痰,滑肠通便;全瓜蒌兼具两者功效。故65题选B,66题选D。

[67~68]解析:保和丸消食,导滞,和胃,故67题选E。逍遥颗粒疏肝健脾,养血调经,故68题选B。疏肝清热,健脾养血是加味逍遥丸的功能。理气化湿,和胃止痛是香砂平胃丸的功能。温中祛

寒,回阳救逆是四逆汤的功能。

[71~73]解析:穿山甲的功效是活血消癥,通经下乳,消肿排脓。故71题选E。水蛭的功效是破血逐瘀,通经。故72题选C。土鳖虫的功效是破血逐瘀,续筋接骨。故73题选D。活血止痛,化瘀止血是五灵脂的功效。破血行气,消积止痛是三棱的功效。

[77~78]解析:覆盆子的功效是益肾,固精,缩尿,养肝,明目。故77题选B。罂粟壳的功效是敛肺,涩肠,止痛。故78题选A。止血杀虫是石榴皮的功效。止汗退热是糯稻根的功效。收湿敛疮是五倍子的功效。

[79~80]解析:银翘解毒片适用于风热感冒,故79题选B。午时茶颗粒适用于外感风寒、内伤食积证,故80题选C。风寒感冒是桂枝合剂的主治。表寒里热是止嗽定喘口服液的主治。外感风寒夹湿是九味羌活丸的主治。

[87~89]解析:人参保肺丸主治肺气亏虚,肺失宣降所致的虚喘久嗽、气短喘促。故87题选D。苏子降气丸主治上盛下虚、气逆痰壅所致的咳嗽喘息、胸膈满闷。故88题选A。固本咳喘片主治脾虚痰盛、肾气不固所致的咳嗽、痰多、喘息气促、动则喘剧;慢性支气管炎、肺气肿、支气管哮喘见上述证候者。故89题选E。肾不纳气所致的喘促是七味都气丸的主治。肺肾两虚、阴虚肺热是蛤蚧定喘丸的主治。

[96~98]解析:络石藤的功效为祛风通络,凉血消肿。故96题选C。蕲蛇的功效是祛风通络,定惊止痉。故97题选E。路路通的功效是祛风活络,利水,通经下乳,止痒。故98题选B。香加皮的功效是祛风湿,强筋骨,利水消肿。木瓜的功效是舒筋活络,化湿和中,生津开胃。

101.解析:桂枝的功效是发汗解肌,温通经脉,助阳化气。发汗解表,宣肺平喘,利水消肿是麻黄的功效。发表散寒,行气宽中,安胎,解鱼蟹毒是紫苏的功效。发汗解表,温中止呕,温肺止咳是生姜的功效。散风解表,透疹止痒,止血是荆芥的功效。故本题选B。

102.解析:桂枝辛散温通,甘温助阳。温通流畅,温助一身之阳气,流畅一身之血脉。入肺、膀胱经,善散风寒而解在表之风寒或风邪。入心经与血

分,善温通助阳、散寒邪、通血脉、畅胸阳、温化水湿、止疼痛。发汗不及麻黄,长于助阳与流畅血脉。既走表,又走里,凡风寒表证无论虚、实皆宜,凡寒证无论虚、实或外寒直中或阳虚内生皆可。既入气分又入血分,血瘀有寒与阳虚水停用之为宜。药食兼用,走而不守是生姜的性能特点。故本题选 E。

105. 解析:复方鲜竹沥液的功能是清热化痰,止咳。燥湿化痰,理气和胃是二陈丸的功能。化痰止咳,宽中下气是橘贝半夏颗粒的功能。逐痰降火是礞石滚痰丸的功能。健脾祛湿,化痰息风是半夏天麻丸的功能。故本题选 D。

107. 解析:加味逍遥丸主治肝郁血虚,肝脾不和,两胁胀痛,头晕目眩,倦怠食少,月经不调,脐腹胀痛。小柴胡颗粒主治外感病邪犯少阳证,症见寒热往来、胸胁苦满、食欲不振、心烦喜呕、口苦咽干。四君子丸主治脾胃气虚,胃纳不佳,食少便溏。越鞠丸主治瘀热痰湿内生所致的脾胃气郁,症见胸脘痞闷、腹中胀满、饮食停滞、嗳气吞酸。香砂六君丸主治脾虚气滞,消化不良,嗳气食少,脘腹胀满,大便溏泄。故本题选 D。

110. 解析:柴胡舒肝丸主治肝气不舒,症见胸胁痞闷、食滞不消、呕吐酸水。左金丸主治肝火犯胃,脘胁疼痛,口苦嘈杂,呕吐酸水,不喜热饮。四

逆散主治肝气郁结、肝脾不和所致的胁痛、痢疾,症见脘腹胁痛、热厥手足不温、泻痢下重。气滞胃痛颗粒主治肝郁气滞,胸痞胀满,胃脘疼痛。胃苏颗粒主治气滞型胃脘痛,症见胃脘胀痛、窜及两胁、得嗳气或矢气则舒、情绪郁怒则加重、胸闷食少、排便不畅、舌苔薄白、脉弦;慢性胃炎及消化性溃疡见上述证候者。故本题选 B。

112. 解析:地龙的功效是清热息风,平喘,通络,利尿。主治高热神昏狂躁,急惊风,癫痫抽搐;肺热喘哮;痹痛肢麻,半身不遂;小便不利,尿闭不通。故本题选 ABCDE。

114. 解析:四神丸的药物组成是补骨脂(盐炒)、肉豆蔻(煨)、吴茱萸(制)、五味子(醋制)、大枣(去核)、生姜。故本题选 ABCE。

116. 解析:阿胶主治血虚眩晕、心悸;吐血、衄血,便血,崩漏,妊娠胎漏;阴虚燥咳或虚劳喘咳;阴虚心烦、失眠。故本题选 ABCE。

118. 解析:左金丸主治肝火犯胃,脘胁疼痛,口苦嘈杂,呕吐酸水,不喜热饮。故本题选 ABD。

120. 解析:白芍主治血虚萎黄,月经不调,痛经,崩漏,阴虚盗汗,表虚自汗;肝脾不和之胸胁脘腹疼痛,或四肢拘急作痛;肝阳上亢之头痛眩晕。故本题选 ABDE。

押题秘卷(五)答案

1. A	2. B	3. C	4. C	5. C	6. B	7. E	8. C	9. A	10. A
11. B	12. B	13. E	14. A	15. C	16. B	17. B	18. D	19. D	20. D
21. D	22. A	23. E	24. A	25. C	26. A	27. C	28. E	29. D	30. E
31. B	32. C	33. B	34. D	35. D	36. E	37. C	38. A	39. A	40. C
41. E	42. D	43. B	44. B	45. D	46. A	47. C	48. D	49. C	50. A
51. D	52. C	53. A	54. B	55. E	56. B	57. D	58. A	59. D	60. E
61. A	62. C	63. E	64. B	65. A	66. A	67. E	68. C	69. B	70. B
71. E	72. A	73. D	74. C	75. E	76. D	77. E	78. C	79. E	80. A
81. B	82. C	83. A	84. E	85. C	86. E	87. B	88. A	89. D	90. E
91. A	92. C	93. B	94. E	95. D	96. E	97. D	98. B	99. A	100. B
101. D	102. B	103. C	104. D	105. C	106. A	107. B	108. A	109. C	110. D

111. ABCE	112. BCE	113. AD	114. ABCDE	115. AB
116. ACD	117. ABCDE	118. AC	119. ABCD	120. AC

押题秘卷(五)解析

2.解析:连翘苦能泄散,微寒能清,质轻上浮,入肺、心、小肠经。既清解热毒,又疏散风热,还散结、利尿、消肿。药力较强,以清为主,清中兼透,并能散结利尿,凡热毒、风热、湿热、肿结皆宜。素有"疮家圣药"之称。故本题选B。

3.解析:巴豆的功效是泻下冷积,逐水退肿,祛痰利咽,蚀疮祛腐。甘遂和京大戟的功效是泻水逐饮,消肿散结。郁李仁的功效是润肠通便,利水消肿。牵牛子的功效是泻下,逐水,祛积,杀虫。故本题选C。

6.解析:滑石的功效为利尿通淋,清解暑热;外用清热收湿敛疮。木通的功效为利水通淋,泄热,通经下乳。通草的功效为利水清热,通气下乳。茵陈的功效为清热利湿,退黄。猪苓的功效为利水渗湿。故本题选B。

9.解析:西黄丸的功能是清热解毒,消肿散结。导赤丸的功能是清热泻火,利尿通便。玄麦甘桔含片的功能是清热滋阴,祛痰利咽。桂林西瓜霜的功能是清热解毒,消肿止痛。板蓝根颗粒的功能是清热解毒,凉血利咽。故本题选A。

10.解析:健脾消食丸主治脾胃气虚所致的疳证,症见小儿乳食停滞、脘腹胀满、食欲不振、面黄肌瘦、大便不调。肥儿丸主治小儿消化不良,虫积腹痛,面黄肌瘦,食少腹胀泄泻。一捻金主治脾胃不和、痰食阻滞所致的积滞,症见停食停乳、腹胀便秘、痰盛喘咳。小儿消食片主治食滞肠胃所致的积滞,症见食少、便秘、脘腹胀满、面黄肌瘦。龙牡壮骨颗粒治疗和预防小儿佝偻病、软骨病;对小儿多汗、夜惊、食欲不振、消化不良、发育迟缓也有治疗作用。故本题选A。

14.解析:穿山甲咸软入血,微寒能清,走窜行散,内通脏腑,外透经络,直达病所,药力颇强。入肝、胃经,既善活血、通经、下乳,治闭经、癥瘕常用,治痹痛、癥瘕宜投,治外伤与乳汁不下可投,又善搜风、消肿、排脓,治痈肿未脓可消、已脓可溃、脓成将溃用之最宜,可散结消肿,治瘰疬亦佳,为妇科通经下乳之良药,外科消肿排脓之佳品。故本题选A。

16.解析:导赤丸的功能是清热泻火,利尿通便。芩连片的功能是清热解毒,消肿止痛。儿感清口服液的功能是解表清热,宣肺化痰。小儿热速清口服液的功能是清热解毒,泻火利咽。故本题选B。

18.解析:舟车丸的注意事项是孕妇及水肿属阴水者禁用。所含甘遂、大戟、芫花及轻粉均有毒,故不可过量服用、久服。服药期间饮食宜清淡、低盐。服药应从小剂量开始,逐渐加量。故本题选D。

21.解析:双黄连口服液的功能是疏风解表,清热解毒。桑菊感冒片的功能为疏风清热,宣肺止咳。羚羊感冒片的功能为清热解表。九味羌活丸的功能为疏风解表,散寒除湿。感冒清热颗粒的功能为疏风散寒,解表清热。故本题选D。

23.解析:牛黄醒消丸的药物组成是牛黄、麝香、乳香(制)、没药(制)、雄黄。故本题选E。

24.解析:芫花的功效是泻水逐饮,祛痰止咳,外用杀虫疗疮。千金子的功效是泻水逐饮,破血消癥。牵牛子的功效是泻下,逐水,祛积,杀虫。京大戟的功效是泻水逐饮,消肿散结。故本题选A。

27.解析:神曲甘能益中,辛温发散,焦味健胃,入脾、胃经。主消食积,兼行滞气,故能消食和胃;炒焦健胃消食力强,长于消谷食积滞,兼寒者尤宜;或云还兼发表,治外感表证兼食积者尤宜。丸剂中含金石、介类药时,常以神曲糊丸,以赋形、助消化。故本题选C。

29.解析:虫病兼积滞者,配消积导滞药;便秘者,配泻下药;脾胃虚弱者,配补气健脾药;体虚者,宜补虚与驱虫兼施,或先补虚后驱虫。故本题选D。

30.解析:石菖蒲主治痰湿蒙蔽心窍之神昏、癫痫、耳聋、耳鸣,心气不足之心悸失眠、健忘恍惚,湿浊中阻之脘腹痞胀、噤口痢。故本题选E。

32.解析:四逆汤主要有温中祛寒、回阳救逆作用。温中补虚是小建中合剂的功能。温胃理气是良附丸的功能。理气化湿,和胃止痛是香砂平胃丸的功能。故本题选C。

34.解析:黄芪主治脾胃气虚,脾肺气虚,中气下陷,气不摄血,气虚发热,自汗、盗汗,气血不足所致疮痈不溃或溃久不敛,气虚水肿,小便不利,气血双亏,血虚萎黄,血痹肢麻。故本题选D。

36. 解析:橘贝半夏颗粒主治痰气阻肺,咳嗽痰多、胸闷气急。礞石滚痰丸主治痰火扰心所致的癫狂惊悸,或喘咳痰稠、大便秘结。清气化痰丸主治痰热阻肺所致的咳嗽痰多、痰黄黏稠、胸腹满闷。复方鲜竹沥液主治痰热咳嗽,痰黄黏稠。半夏天麻丸主治脾虚湿盛、风痰上扰所致的眩晕头痛如蒙如裹、胸脘满闷。故本题选 E。

38. 解析:轻粉的功效是外用杀虫、攻毒、敛疮;内服祛痰消积,逐水通便。硫黄的功效是外用解毒杀虫止痒,内服补火助阳通便。雄黄的功效是解毒,杀虫,燥湿祛痰,截疟定惊。鸦胆子的功效是清热解毒,燥湿杀虫,止痢截疟,腐蚀赘疣。土荆皮的功效是杀虫,疗癣,止痒。故本题选 A。

[41~43]解析:鱼腥草的功效是清热解毒,排脓消痈,利尿通淋。故 41 题选 E。秦皮的功效是清热解毒,燥湿止带,清肝明目。故 42 题选 D。牛黄的功效是清热解毒,息风止痉,化痰开窍。故 43 题选 B。清热解毒,凉血消斑,利咽消肿是大青叶的功效。清热解毒,消肿止痛,凉肝定惊是重楼的功效。

[46~48]解析:保济丸的功能是解表,祛湿,和中。故 46 题选 A。荆防颗粒的功能是解表散寒,祛风胜湿。故 47 题选 C。连花清瘟胶囊的功能是清瘟解毒,宣肺泄热。故 48 题选 D。藿香正气水的功能是解表化湿,理气和中。参苏丸的功能是益气解表,疏风散寒,祛痰止咳。

[51~52]解析:佛手的功效为疏肝理气,和中,化痰,故 51 题选 D。沉香的功效为行气止痛,温中止呕,温肾纳气,故 52 题选 C。木香的功效是行气止痛,健脾消食。香附的功效是疏肝理气,调经止痛。荔枝核的功效是行气散结,祛寒止痛。

[56~58]解析:解肌宁嗽丸功能是解表宣肺,止咳化痰。故 56 题选 B。小儿咽扁颗粒功能是清热利咽,解毒止痛。故 57 题选 D。健脾康儿片功能是健脾养胃,消食止泻。故 58 题选 A。泻火通便是小儿化食丸的功能。健脾和胃是小儿消食片的功能。

[59~60]解析:辛芩颗粒的功能是益气固表,祛风通窍。故 59 题选 D。鼻渊舒胶囊的功能是疏风清热,祛湿通窍。故 60 题选 E。芳香化浊,清热通窍是藿胆丸的功能。清热解毒,活血祛风,宣肺通窍是千柏鼻炎片的功能。清热解毒,宣肺通窍,

消肿止痛是鼻炎康片的功能。

[63~64]解析:大蓟配小蓟,均性凉而凉血止血,散瘀解毒消痈,同用则药力更强,治血热出血诸证及热毒疮肿。故 63 题选 E。地榆配槐角,地榆微寒,善清下焦血分之热而凉血止血;槐角微寒,善清大肠之火而凉血止血。两药相配,可治血热出血诸证,尤宜痔疮出血及便血。故 64 题选 B。

[67~68]解析:人参固本丸主治阴虚气弱,虚劳咳嗽,心悸气短,骨蒸潮热,腰酸耳鸣,遗精盗汗,大便干燥。故 67 题选 E。人参归脾丸主治心脾两虚、气血不足所致的心悸、怔忡、失眠健忘、食少体倦、面色萎黄,以及脾不统血所致的便血、崩漏、带下。故 68 题选 C。热入心包导致的神昏谵语是安宫牛黄丸的主治。心血不足导致的失眠健忘是枣仁安神液的主治。肝肾阴亏导致的眩晕耳鸣是杞菊地黄丸的主治。

[69~70]解析:藜芦不宜与细辛、赤芍、白芍、人参、丹参、玄参、沙参、苦参同用,故 69 题选 B。五灵脂不宜与人参同用,故 70 题选 B。川乌反半夏、全瓜蒌、瓜蒌子、瓜蒌皮、天花粉、川贝母、浙贝母、白蔹、白及、畏犀角,均不宜同用。甘遂、海藻反甘草,不宜与甘草同用。半夏反乌头,不宜与附子、川乌、制川乌、草乌、制草乌同用。

[74~76]解析:麦味地黄丸的功能是滋肾养肺。故 74 题选 C。玉泉丸的功能是清热养阴,生津止渴。故 75 题选 E。杞菊地黄丸的功能是滋肾养肝。故 76 题选 D。滋肾补阴是左归丸的功能。滋阴降火是大补阴丸的功能。

[77~78]解析:肉豆蔻主治久泻不止,虚寒气滞的脘腹胀痛、食少呕吐,故 77 题选 E。莲子肉主治脾虚久泻,食欲不振,肾虚遗精、滑精,脾肾两虚之带下,心肾不交的虚烦、惊悸失眠,故 78 题选 C。

[81~83]解析:丹七片主治瘀血痹阻所致胸痹心痛、眩晕头痛、经期腹痛。故 81 题选 B。血府逐瘀口服液主治气滞血瘀所致的胸痹、头痛日久、痛如针刺而有定处、内热烦闷、心悸失眠、急躁易怒。故 82 题选 C。消栓胶囊主治中风气虚血瘀证,症见半身不遂、口舌喎斜、言语謇涩、气短乏力、面色白,缺血性中风见上述证候者。故 83 题选 A。气阴两虚、瘀阻心脉所致的胸痹是益心舒胶囊的主治。血热所致的肠风便血、痔疮肿痛是槐角丸的主治。

[90~92]解析:艾附暖宫丸主治血虚气滞、下焦虚寒所致的月经不调、痛经等,故90题E。固经丸主治阴虚血热所致的月经先期,症见经血量多、色紫黑及赤白带下,故91题选A。逍遥颗粒主治肝郁脾虚、胁肋胀满、食欲不振、月经不调等,故92题选C。乌鸡白凤丸主治气血两虚,身体瘦弱,腰膝酸软,月经不调,崩漏带下。女金丸主治气血两虚、气滞血瘀所致的月经不调,症见月经提前、月经错后、月经量多、神疲乏力、经水淋漓不净、行经腹痛。

[93~95]解析:洋金花的功效是平喘止咳,解痉,定痛。故93题选B。枇杷叶的功效是清肺止咳,降逆止呕。故94题选E。马兜铃的功效是清肺化痰,止咳平喘,清肠疗痔。故95题选D。泻肺平喘,利水消肿是桑白皮的功效。清宣肺气,清肠通便是胖大海的功效。

101.解析:桑叶的功效是疏散风热,清肺润燥,平肝明目,凉血止血。菊花的功效是疏散风热,平肝明目,清热解毒。故本题选D。

105.解析:消炎利胆片的注意事项是孕妇慎用。脾胃虚寒者慎用。服药期间,饮食宜清淡,忌食辛辣食物,并戒酒。用治急性胆囊炎感染时,应密切观察病情变化,若发热、黄疸、上腹痛等症加重则须及时请外科诊治。因其所含苦木有一定毒性,故不宜久服。故本题选C。

108.解析:葛根芩连丸方中葛根甘辛轻扬升散,平偏凉能清,入脾、胃经,既解表清热,又升发脾胃清阳之气而治泄泻,故为君药。黄芩、黄连均苦寒清泄而燥,善清热解毒、燥湿止泻,二者相须为用,助君药清热解毒而止泄泻,故为臣药。炙甘草甘补和缓,平而偏温,既解毒、缓急和中,又调和诸

药,为佐使药。故本题选A。

111.解析:赭石的主治病证:①肝阳上亢之头晕目眩。②噫气,呃逆、呕吐、喘息。③血热气逆之吐血、衄血、崩漏。故本题选ABCE。

113.解析:莱菔子主治为食积气滞之脘腹胀满,痰涎壅盛之气喘咳嗽。瘀血痛经、疝气偏坠胀痛是山楂的主治病证。肝郁气滞为麦芽的主治病证。故本题选AD。

115.解析:小建中合剂方中饴糖温补甘缓,质润不燥,既善温中补虚、润燥,又可缓急止痛,故为君药。桂枝辛散温通,甘温助阳,善温阳散寒,合饴糖辛甘化阳以建中阳之气;白芍甘补酸敛,苦微寒兼清泄,既善养血敛阴,既合饴糖酸甘化阴以助阴血之虚,又协桂枝调和营卫。两药相合,助君药调和阴阳,故为臣药。生姜辛微温而发散,善温中散寒,佐桂枝以温中;大枣甘温补缓,善补中益气,佐白芍以养血。两药相合,辛甘健脾益胃,升腾中焦生发之气,故为佐药。炙甘草甘补和缓,平而偏温,既补中益气,以助饴、桂益气温中;又能和缓,合饴、芍则益脾养肝、缓急止痛;还兼调和诸药,故为使药。故本题选AB。

116.解析:补骨脂的功效为补肾壮阳,固精缩尿,温脾止泻,纳气平喘。故本题选ACD。

118.解析:河车大造丸的功能有滋阴清热,补肾益肺。清热养阴,生津止渴是玉泉丸的功能。补气益血是八珍颗粒的功能。故本题选AC。

119.解析:人参保肺丸的注意事项是外感或实热咳嗽、高血压和心脏病患者慎用。因其含罂粟壳与麻黄,故不宜过量服用、久用,高血压、心脏病、青光眼患者慎用。故本题选ABCD。

押题秘卷(六)答案

1. C	2. C	3. B	4. C	5. B	6. A	7. C	8. E	9. B	10. C
11. A	12. A	13. C	14. C	15. A	16. A	17. E	18. A	19. B	20. D
21. C	22. A	23. D	24. D	25. B	26. A	27. A	28. B	29. C	30. A
31. A	32. A	33. C	34. E	35. A	36. B	37. A	38. E	39. B	40. A
41. B	42. A	43. E	44. A	45. C	46. A	47. D	48. C	49. D	50. E
51. C	52. A	53. A	54. B	55. C	56. A	57. B	58. C	59. A	60. D
61. C	62. A	63. D	64. B	65. A	66. D	67. A	68. D	69. C	70. B
71. C	72. D	73. E	74. A	75. B	76. C	77. B	78. D	79. C	80. D
81. E	82. D	83. E	84. A	85. D	86. C	87. E	88. C	89. B	90. C
91. D	92. E	93. A	94. C	95. E	96. A	97. D	98. E	99. C	100. D
101. A	102. D	103. D	104. C	105. A	106. D	107. A	108. B	109. B	110. E

111. AB	112. ABCD	113. ABC	114. ABC	115. ABC
116. ABCDE	117. ABCDE	118. AE	119. CD	120. ABCD

押题秘卷(六)解析

1.解析:防风主治风寒表证,风热表证,表证夹湿;风寒湿痹,风湿疹痒,破伤风,小儿惊风。故本题选C。

3.解析:芦荟的主治病证为热结便秘,肝经实火,肝热惊风,小儿疳积,虫积腹痛;癣疮(外用)。龙胆主治湿热下注之阴肿阴痒、带下、阴囊湿疹、湿热黄疸;肝火上炎之头痛目赤、耳聋胁痛等;高热抽搐,小儿急惊,带状疱疹。芒硝主治实热积滞,大便燥结;咽喉肿痛,口舌生疮,目赤肿痛,疮疡、乳痈,肠痈,痔疮肿痛。番泻叶主治热结便秘、食积胀满、水肿胀满。青葙子主治肝火上炎、目赤肿痛、目生翳膜。故本题选B。

5.解析:砂仁主治湿阻中焦证、脾胃气滞证、脾胃虚寒之吐泻、妊娠恶阻,气滞之胎动不安。故本题选B。

8.解析:琥珀内服的方法是研末冲,或入丸散,1.5～3g;不入煎剂。外用的方法是适量,研末干掺,或调敷。故本题选E。

10.解析:天王补心丸的功能是滋阴养血,补心安神。养血安神丸的功能是滋阴养血,宁心安神。枣仁安神液的功能是养血安神。解郁安神颗粒的功能是疏肝解郁,安神定志。柏子养心丸的功能是补气,养血,安神。故本题选C。

12.解析:五味子上能敛肺止咳平喘,下能滋肾涩精止泻,内能生津宁心安神,外能固表收敛止汗。五味俱备,唯酸独胜;虽曰性温,但质滋润;敛补相兼,节流增源。药力较强,为补虚强壮收涩之要药。故本题选A。

13.解析:双黄连口服液主治外感风热所致的感冒,症见发热、咳嗽、咽痛。桂枝合剂主治感冒风寒表虚证,症见头痛发热、汗出恶风、鼻塞干呕。正柴胡饮颗粒主治外感风寒所致的感冒,症见发热恶寒、无汗、头痛、鼻塞、喷嚏、咽痒咳嗽、四肢酸痛;流感初起、轻度上呼吸道感染见上述证候者。葛根芩连丸主治湿热蕴结所致的泄泻腹痛、便黄而黏、肛门灼热,以及风热感冒所致的发热恶风、头痛身痛。午时茶颗粒主治外感风寒,内伤食积证,症见恶寒发热、头痛身楚、胸脘满闷、恶心呕吐、腹痛腹泻。

故本题选C。

15.解析:小儿泻速停颗粒的功能是清热利湿,健脾止泻,缓急止痛。止泻灵颗粒的功能是健脾益气,渗湿止泻。健脾康儿片的功能是健脾养胃,消食止泻。小儿消食片的功能是消食化滞,健脾和胃。小儿化食丸的功能是消食化滞,泻火通便。故本题选A。

19.解析:八宝眼药散主治肝胃火盛所致的目赤肿痛、眼缘溃烂、畏光怕风、眼角涩痒。障眼明片主治肝肾不足所致的干涩不舒、单眼复视、腰膝酸软,或轻度视力下降;早、中期年龄相关性白内障见上述证候者。明目上清片主治外感风热所致的暴发火眼、红肿作痛、头晕目眩、眼边刺痒、大便燥结、小便赤黄。黄连羊肝丸主治肝火旺盛所致的目赤肿痛、视物昏暗,羞明流泪,胬肉攀睛。石斛夜光颗粒主治肝肾两亏、阴虚火旺所致的内障目暗,视物昏花。故本题选B。

21.解析:参苏丸主治身体虚弱,感受风寒所致的感冒,症见恶寒发热、头痛鼻塞、咳嗽痰多、胸闷呕逆、乏力气短。故本题选C。

23.解析:牛黄醒消丸注意事项是孕妇禁用。疮疡阴证者禁用。脾胃虚弱、身体虚者慎用。不宜长期使用。若用药后出现皮肤过敏反应应及时停用。忌食辛辣、油腻食物及海鲜等发物。故本题选D。

24.解析:桑寄生配独活,桑寄生性平,既能祛风湿,又能强筋骨;独活性温,功能散风寒湿止痛。两药相配,既祛风寒湿,又强腰膝,治风湿痹痛、腰膝酸软者可投。故本题选D。

26.解析:九制大黄丸主治胃肠积滞所致的便秘、湿热下痢、口渴不休、停食停水、胸热心烦、小便赤黄。当归龙荟丸主治肝胆火旺所致的心烦不宁、头晕目眩、耳鸣耳聋、胁肋疼痛、脘腹胀痛、大便秘结。双清口服液主治风温肺热,卫气同病,症见发热、微恶风寒、咳嗽、痰黄、头痛、口渴、舌红苔黄或黄白苔相兼、脉浮滑或浮数;急性支气管炎见上述证候者。防风通圣丸主治外寒内热,表里俱实,恶寒壮热,头痛咽干,小便短赤,大便秘结,瘰疬初起,风疹湿疮。麻仁胶囊主治肠热津亏所致的便秘，症见大便干结难下、腹部胀满不舒；习惯性便秘见上述证候者。故本题选A。

28.解析：牛黄上清丸主治热毒内盛、风火上攻所致的头痛眩晕、目赤耳鸣、咽喉肿痛、口舌生疮、牙龈肿痛、大便燥结。清胃黄连丸主治肺胃火盛所致的口舌生疮、齿龈、咽喉肿痛。龙胆泻肝丸主治肝胆湿热所致的头晕目赤、耳鸣耳聋、耳肿疼痛、胁痛口苦、尿赤涩痛、湿热带下。一清颗粒主治火毒血热所致的身热烦躁、目赤口疮、咽喉及牙龈肿痛、大便秘结、吐血、咯血、衄血、痔血；咽炎、扁桃体炎、牙龈炎见上述证候者。黛蛤散主治肝火犯肺所致的头晕耳鸣、咳嗽吐衄、痰多黄稠、咽膈不利、口渴心烦。故本题选B。

32.解析：附子理中丸主治脾胃虚寒所致的脘腹冷痛、呕吐泄泻、手足不温。香砂平胃丸主治湿浊中阻、脾胃不和所致的胃脘疼痛、胸膈满闷、恶心呕吐、纳呆食少。四逆汤主治阳虚欲脱，冷汗自出，四肢厥逆，下利清谷，脉微欲绝。良附丸主治寒凝气滞，脘痛吐酸，胸腹胀满。香砂养胃颗粒主治胃阳不足、湿阻气滞所致的胃痛、痞满，症见胃痛隐隐、脘闷不舒、呕吐酸水、嘈杂不适、不思饮食、四肢倦息。故本题选A。

34.解析：绞股蓝的功效是健脾益气，祛痰止咳，清热解毒。党参的功效是补中益气，生津养血。蜂蜜的功效是补中缓急，润肺止咳，滑肠通便，解毒。饴糖的功效是补脾益气，缓急止痛，润肺止咳。红景天的功效是益气，平喘，活血通脉。故本题选E。

35.解析：清气化痰丸主治痰热阻肺所致的咳嗽痰多、痰黄黏稠、胸腹满闷。半夏天麻丸主治脾虚湿盛、痰浊内阻所致的眩晕头痛如蒙如裹、胸脘满闷。消瘿丸主治痰火郁结所致的瘿瘤初起；单纯型地方性甲状腺肿见上述证候者。二陈丸主治痰湿停滞导致的咳嗽痰多、胸脘胀闷、恶心呕吐。橘贝半夏颗粒主治痰气阻肺，咳嗽痰多、胸闷气急。故本题选A。

38.解析：露蜂房的功效是攻毒杀虫，祛风止痛。硫黄的功效是外用解毒杀虫止痒，内服补火助阳通便。防风的功效是祛风解表，胜湿，止痛，解痉。土荆皮的功效是杀虫，疗癣，止痒。独活的功

效是祛风湿，止痛，解表。故本题选E。

40.解析：桂枝茯苓丸的功能为活血，化瘀，消癥。通乳颗粒的功能为益气养血，通络下乳。下乳涌泉散的功能为舒肝养血，通乳。产复康颗粒的功能为补气养血，祛瘀生新。生化丸的功能是养血祛瘀。故本题选A。

[46～47]解析：健脾生血颗粒的功能为健脾和胃，养血安神，故46题选A。消渴丸的功能是滋肾养阴，益气生津，故47题选D。

[48～50]解析：柏子养心丸主治心气虚寒，心悸易惊，失眠多梦，健忘。故48题选C。枣仁安神液主治心血不足所致的失眠、健忘、心烦、头晕；神经衰弱症见上述证候者。故49题选D。解郁安神颗粒主治情志不畅、肝郁气滞所致的失眠、心烦、焦虑、健忘；神经官能症、更年期综合征见上述证候者。故50题选E。朱砂安神丸主治心火亢盛、阴血不足证，症见心神烦乱、失眠多梦、心悸不宁、舌尖红、脉细数。天王补心丸主治心阴不足，心悸健忘，失眠多梦，大便干燥。

[51～52]解析：川楝子的功效为行气止痛，杀虫，疗癣，故51题选C。香附的功效为疏肝理气，调经止痛，故52题选A。青皮的功效是疏肝破气，消积化滞。荔枝核的功效是行气散结，祛寒止痛。化橘红的功效理气宽中，燥湿化痰，消食。

[53～55]解析：小柴胡颗粒主治外感病邪犯少阳证，症见寒热往来、胸胁苦满、食欲不振、心烦喜呕、口苦咽干。故53题选A。逍遥颗粒主治肝郁脾虚所致的郁闷不舒、胸胁胀痛、头晕目眩、食欲减退、月经不调。故54题选B。四逆散主治肝气郁结、肝脾不和所致的胁痛、痢疾，症见脘腹胁痛、热厥手足不温、泻痢下重。故55题选C。左金丸主治肝火犯胃，脘胁疼痛，口苦嘈杂，呕吐酸水，不喜热饮。柴胡舒肝丸主治肝气不舒，症见胸胁痞闷、食滞不消、呕吐酸水。

[61～62]解析：川芎的功效是活血行气，祛风止痛。故61题选C。红花的功效是活血通经，祛瘀止痛。故62题选A。破血行气是姜黄的功效。消肿生肌是没药的功效。接骨疗伤是自然铜的功效。

[63～64]解析：艾叶的功效是温经止血，散寒止痛。故63题选D。仙鹤草的功效是收敛止血，止痢，截疟，解毒，杀虫，补虚。故64题选B。凉血止

血,祛痰止咳,生发乌发是侧柏叶的功效。化瘀止血,活血定痛是三七的功效。凉血止血,清肝泻火是槐花的功效。

[65～66]解析:瓦楞子的功效为消痰化瘀,软坚散结,制酸止痛,故65题选A。礞石的功效为消痰下气,平肝镇惊,故66题选D。清热化痰,散结消肿是浙贝母的功效。清热化痰,清心定惊是天竺黄的功效。化痰软坚散结,清热解毒,凉血止血是黄药子的功效。

[69～70]解析:海马的功效为补肾助阳,活血散结,消肿止痛,故69题选C。白扁豆的功效为健脾化湿,消暑解毒,故70题选B。养血安神是大枣的功效。清热生津是西洋参的功效。益卫固表是黄芪的功效。

[71～73]解析:西红花的功效为活血祛瘀,凉血解毒,解郁安神,故71题选C。三棱的功效为破血行气,消积止痛,故72题选D。川牛膝的功效为逐瘀通经,通利关节,利尿通淋,引血下行,故73题选E。

[74～76]解析:川芎茶调散的功能是疏风止痛。故74题选A。芎菊上清丸的功能是清热解表,散风止痛,故75题选B。正天丸的功能是疏风活血,养血平肝,通络止痛,故76题选C。天麻钩藤颗粒的功能是平肝息风,清热安神。脑立清丸的功能是平肝潜阳,醒脑安神。

[79～81]解析:茵栀黄口服液主治肝胆湿热所致的黄疸,症见面目悉黄、胸胁胀痛、恶心呕吐、小便黄赤;急、慢性肝炎见上述证候者。故79题选C。香连丸主治大肠湿热所致的痢疾,症见大便脓血、里急后重、发热腹痛;肠炎、细菌性痢疾见上述证候者。故80题选D。五苓散主治阳不化气、水湿内停所致的水肿,症见小便不利、水肿腹胀、呕逆泄泻、渴不思饮。故81题选E。萆薢分清丸主治肾不化气、清浊不分所致的白浊、小便频数。肾炎康复片主治气阴两虚,脾肾不足,水湿内停所致的体虚浮肿,症见神疲乏力、腰膝酸软、面目四肢浮肿、头晕耳鸣;慢性肾炎、蛋白尿、血尿见上述证候者。

[87～89]解析:仙灵骨葆胶囊主治肝肾不足,瘀血阻络所致的骨质疏松症,症见腰脊疼痛、足膝酸软、乏力。故87题选E。壮腰健肾丸主治肾亏腰痛,风湿骨痛,症见膝软无力、小便频数。故88题选

C。木瓜丸主治关节疼痛肿胀、屈伸不利,局部恶风寒,肢体麻木,腰膝酸软。故89题选B。小活络丸主治风寒湿邪痹阻、痰瘀阻络所致的痹病,症见肢体关节疼痛,或冷痛,或刺痛,或疼痛夜甚,关节屈伸不利,麻木拘挛。尪痹颗粒主治肝肾不足、风湿痹阻所致的尪痹,症见肌肉、关节疼痛,局部肿大,僵硬畸形,屈伸不利,腰膝酸软,畏寒乏力;类风湿关节炎见上述证候者。

[90～92]解析:坤宝丸的功能是滋补肝肾,养血安神。故90题选C。固经丸的功能是滋阴清热,固经止带。故91题选D。保妇康栓的功能是行气破瘀,生肌止痛。故92题选E。千金止带丸的功能是健脾补肾,调经止带。白带丸的功能是清热,除湿,止带。

[96～98]解析:穿山龙的功效是祛风除湿,活血通络,化痰止咳。故96题选A。鹿衔草的功效是祛风湿,强筋骨,调经止血,补肺止咳。故97题选D。伸筋草的功效是祛风除湿,舒筋活络,活血消肿。故98题选E。路路通的功效是祛风活络,利水,通经下乳,止痒。乌梢蛇的功效是祛风通络,定惊止痉。

102.解析:稻芽的功效为消食和中,健脾开胃。使君子的功效是杀虫消积。鸡内金的功效是运脾消食,固精止遗,化坚消石。莱菔子的功效是消食除胀,降气化痰。麦芽的功效是消食和中,回乳,疏肝。故本题选D。

103.解析:柴胡的功效为解表退热,疏肝解郁,升举阳气。解肌退热,透疹,生津,升阳止泻是葛根的功效。疏散风热,平肝明目,清热解毒是菊花的功效。发汗解表,宣肺平喘,利水消肿是麻黄的功效。发汗解肌,温通经脉,助阳化气是桂枝的功效。故本题选D。

105.解析:九味羌活丸方中羌活辛散苦燥,温通升散,气雄而烈,善除在表之风寒湿邪而解表通痹止痛,故为君药。防风辛微温发散,甘缓不峻,善祛风发表、胜湿止痛;苍术苦燥辛散,芳香温化,善祛风湿、解表。二药合用,既助君药散风寒湿、解表之力,又通痹止痛,故为臣药。细辛香烈走窜,辛散温化,有小毒,力较强,善祛风散寒、通窍止痛;川芎辛香行散温通,善活血理气、祛风止痛;白芷辛散温燥,芳香开窍,善散风寒发表、通窍止痛;黄芩苦寒

清泄而燥,善清热燥湿;地黄质润甘滋,苦寒清泄,善清热凉血、滋阴生津。五药合用,既助君臣药散风寒湿而通痹止痛,又清热生津而除口苦、口渴,并防辛温苦燥伤津,故共为佐药。甘草甘和缓,平偏凉,善调和诸药,故为使药。故本题选 A。

108.解析:参芪降糖胶囊主治气阴两虚所致的消渴病,症见咽干口燥、倦怠乏力、口渴多饮、多食多尿、消瘦,2 型糖尿病见上述证候者。六味地黄丸主治肾阴亏损,头晕耳鸣,腰膝酸软,骨蒸潮热,盗汗遗精,消渴。人参固本丸主治阴虚气弱,虚劳咳嗽,心悸气短,骨蒸潮热,腰酸耳鸣,遗精盗汗,大便干燥。杞菊地黄丸主治肝肾阴亏,眩晕耳鸣,羞明畏光,迎风流泪,视物昏花。生脉饮主治气阴两亏,心悸气短,脉微自汗。故本题选 B。

111.解析:石决明主治肝阳上亢之头晕目眩,肝火目赤翳障,肝虚目昏。阴虚阳亢之头晕目眩、阴虚动风是牡蛎的主治。血热气逆之吐血、衄血、崩漏是赭石的主治。高血压病属肝阳上亢者是罗布麻叶的主治。故本题选 AB。

113.解析:鸡内金的功效是运脾消食,固精止遗,化坚消石。降气化痰是莱菔子的功效,回乳是麦芽的功效。故本题选 ABC。

117.解析:朱砂主治心火亢盛之心神不安、胸中烦热、惊悸不眠、癫狂、癫痫、疮疡、咽痛、口疮。故本题选 ABCDE。

120.解析:肉苁蓉主治肾阳不足之阳痿滑精、宫冷不孕;精血虚亏之筋骨无力、神疲羸瘦、眩晕耳鸣,小儿骨软行迟、囟门不合;妇女冲任虚寒、带脉不固之崩漏、带下过多;阴疽内陷,疮疡久溃不敛。故本题选 ABCD。